# 看護における
# 医療器材の取り扱いガイドブック
~器材の再生処理・使用・保管管理~

東京医科歯科大学医学部附属病院　副看護部長　小野和代 編

ヴァン メディカル

## 編者・執筆者一覧

 **編 者**

**小野和代** 東京医科歯科大学医学部附属病院 看護部 副看護部長

 **執筆者**

**吉田葉子** サラヤ株式会社 常務取締役
メディカル事業本部 本部長
学術部 兼 メディカルマーケティング部 部長

**細田清美** 社会福祉法人恩賜財団済生会支部 福井県済生会病院 感染対策室

**黒須一見** 国立国際医療研究センター 国際医療協力局 客員研究員

**内山正子** 新潟大学医歯学総合病院 感染管理部 看護師長

## 刊行にあたって

　医療現場では、手術で使用する精巧・繊細な器材、日常的に使用する鑷子や剪刃類、そして膿盆や駆血帯まで様々な医療器材が使用されています。これらの医療器材を適切に管理することは、安全かつ質の高い医療を提供するための基本です。医療器材の徹底した管理は、医療現場の生命線と言っても過言ではありません。

　では、その管理の実態はどうでしょうか。「医療器材の管理」で先ず思い付くのは再生処理でしょう。その処理は、"中央一括処理"と"臨床現場における処理"に大別されます。どちらにせよ、根拠に基づく過不足のない処理方法が求められます。一方、医療器材の管理は再生処理のみではありません。保管管理、器材使用時の手指衛生や個人防護具の使用など、重要な視点が多数あります。つまり、いくら完璧に再生処理された医療器材であっても、その取り扱い時や保管状態などに課題があれば「医療器材の管理」が適切に行えているとは言えません。医療器材をめぐる一連の流れで確実にポイントを押さえ、実践できることが重要です。

　そこで本書では、医療器材の管理を一連の流れに沿って項目立てし、関連する知識や技術を具体的に盛り込むことで、実践的な内容を効率的に習得できるようまとめました。

　Part1では「総論」として、医療器材の再生処理の基本、そしてその中心的な役割を果たす材料部における器材管理をまとめました。

　Part2では「医療現場における器材の取り扱い」として、使用前・使用中・使用後の流れにそって取り扱い上の留意点や手技などをまとめました。

　Part3では「臨床現場における再生処理」として、感染対策の実際、再生処理方法の基本をおさえた上で、具体的な器材の処理方法やその環境整備についてまとめました。

　本書により医療器材の管理を多角的視点で捉え、実践的知識を広く習得しましょう。それは、自分自身の実践のみならず、医療器材を扱う機会の多い看護補助者などへの効果的な指導にもつながります。臨床現場の実践を再認識し、実践レベルの向上に役立てて頂けることを期待してやみません。

　最後に本企画を提示して頂きました株式会社ヴァンメディカルの山路唯巴氏、サラヤ株式会社の吉田葉子氏に心より感謝の意を表します。

2018年6月
東京医科歯科大学医学部附属病院　看護部
副看護部長　小野和代

# Contents

刊行にあたって ……………………………………………………………… 小野和代　3

## Part 1　総論

### 1　医療器材の種類・分類・特徴　　　吉田葉子　10

**A　器材の種類─再使用可能器材・単回使用器材** …………………………………… 10
- A-1　再使用可能器材 …………………………………………………………… 10
- A-2　単回使用器材（SUD） …………………………………………………… 11
- A-3　単回使用器材（SUD）の再製造 ………………………………………… 11

**B　スポルディングの分類** ………………………………………………………… 13
- B-1　クリティカル器材 ………………………………………………………… 14
- B-2　セミクリティカル器材 …………………………………………………… 15
- B-3　ノンクリティカル器材 …………………………………………………… 16

**C　取り扱いが特殊な器材─軟性内視鏡** ………………………………………… 17
- C-1　軟性内視鏡の消毒 ………………………………………………………… 17
- C-2　軟性内視鏡の洗浄度評価 ………………………………………………… 18

### 2　再生処理とは　　　吉田葉子　20

**A　洗浄** ………………………………………………………………………………… 20
- A-1　洗浄方法 …………………………………………………………………… 20
- A-2　洗浄剤 ……………………………………………………………………… 21
  - ❶アルカリ性洗浄剤 ………………………………………………………… 21
  - ❷中性および弱アルカリ性酵素系洗浄剤 ………………………………… 22
  - ❸酸性洗浄剤 ………………………………………………………………… 22

**B　消毒** ………………………………………………………………………………… 24
- B-1　高水準消毒薬 ……………………………………………………………… 26
  - ❶グルタラール ……………………………………………………………… 26
  - ❷フタラール ………………………………………………………………… 26
  - ❸過酢酸 ……………………………………………………………………… 27
- B-2　中水準消毒薬 ……………………………………………………………… 28
  - ❶次亜塩素酸ナトリウム …………………………………………………… 28
  - ❷エタノール ………………………………………………………………… 29
  - ❸ポビドンヨード …………………………………………………………… 29

- ❖ B-3 低水準消毒薬 ........................... 29
  - ❶第四級アンモニウム塩 ........................... 30
  - ❷クロルヘキシジングルコン酸塩 ........................... 30
  - ❸両性界面活性剤 ........................... 30
- **C** すすぎ ........................... 31
- **D** 滅菌 ........................... 31
  - ❖ D-1 滅菌の概念 ........................... 32
  - ❖ D-2 医療現場における滅菌方法 ........................... 33

## 3 中央滅菌供給部門とは　　　　　　　　　　　吉田葉子　38

- **A** 中央滅菌供給部門の意味 ........................... 38
- **B** 再生処理の一元化の意味（一次洗浄の廃止） ........................... 38
- **C** 中央滅菌供給部門（材料部）の業務・役割 ........................... 39
- **D** 臨床現場と中央滅菌供給部門（材料部）の関係 ........................... 41

## 4 医療器材の保管・管理　　　　　　　　　　　吉田葉子　42

- **A** 器材の点検 ........................... 42
- **B** 器材の保管・管理 ........................... 42
- **C** 滅菌物の保管環境 ........................... 44

# Part 2　臨床現場における器材の取り扱い

## 1 医療器材を使用する前に　　　　　　　　　　　細田清美　48

- **A** 滅菌物の有効期限 ........................... 49
  - ❖ A-1 有効期限の考え方 ........................... 49
    - ❶TRSM ........................... 49
    - ❷ERSM ........................... 50
    - ❸有効期限の決め方 ........................... 50
  - ❖ A-2 有効期限の見方と管理 ........................... 51
    - ❶病院内で滅菌された滅菌物の場合 ........................... 51
    - ❷SUDの場合 ........................... 51
- **B** 滅菌インジケータ ........................... 53
  - ❖ B-1 化学的インジケータ（CI）の見方 ........................... 54
- **C** 滅菌物の外観チェック ........................... 56
- **D** 臨床現場における滅菌物の保管 ........................... 57
  - ❖ D-1 保管環境 ........................... 57

- ❖ D-2　保管方法 ……………………………………………………………… 58
- **E** 滅菌物を取り扱う上での注意点 ……………………………………………… 59
  - ❖ E-1　滅菌物に触れる前の手指衛生 …………………………………………… 59
  - ❖ E-2　滅菌物の水濡れに注意 …………………………………………………… 60
  - ❖ E-3　滅菌バッグの破損に注意 ………………………………………………… 60
  - ❖ E-4　滅菌物の落下に注意 ……………………………………………………… 60
  - ❖ E-5　滅菌物の運搬時の汚染に注意 …………………………………………… 60
- **F** 包交車の管理 …………………………………………………………………… 62
  - ❖ F-1　定数管理 …………………………………………………………………… 62
  - ❖ F-2　包交車内での保管・管理 ………………………………………………… 64
- **G** 救急カートの管理 ……………………………………………………………… 66
  - ❖ G-1　緊急時に用いる器材の消毒水準と管理 ………………………………… 66
  - ❖ G-2　救急カートの清潔管理 …………………………………………………… 66

## 2　医療器材の使用中　　　　　　　　　　　　　　　　　　　　細田清美　68

- **A** 器材の汚染防止 ………………………………………………………………… 68
  - ❖ A-1　器材使用時の汚染リスク ………………………………………………… 68
    - ❶手指からの汚染防止 ……………………………………………………… 68
    - ❷滅菌物開封時の不手際による汚染防止 ………………………………… 68
    - ❸環境からの汚染防止 ……………………………………………………… 71
    - ❹不用意な会話などによる汚染防止 ……………………………………… 71
  - ❖ A-2　診療器材や衛生材料の受け渡し時の汚染リスク ……………………… 72
    - ❶器材の受け渡し方法 ……………………………………………………… 72
    - ❷綿球やガーゼの受け渡し方法 …………………………………………… 73
- **B** 清潔／無菌操作 ………………………………………………………………… 73
  - ❖ B-1　手指衛生 …………………………………………………………………… 73
  - ❖ B-2　清潔区域の設置 …………………………………………………………… 73
- **C** ケア中に器材が汚染された場合 ……………………………………………… 75
  - ❖ C-1　膀胱留置カテーテル挿入時に器材が汚染された場合の対処 ………… 75
- **D** ケア中に滅菌物が必要になった場合 ………………………………………… 76

## 3　医療器材を使用した後　　　　　　　　　　　　　　　　　　黒須一見　78

- **A** 材料部に返却する器材 ………………………………………………………… 78
  - ❖ A-1　乾燥・固化防止対策 ……………………………………………………… 79
    - ❶酵素系洗浄剤への浸漬 …………………………………………………… 79
    - ❷予備洗浄用スプレー剤による処理 ……………………………………… 79
    - ❸水への浸漬 ………………………………………………………………… 80

| | | | |
|---|---|---|---|
| | ❖ A-2 | 職業感染防止策 | 80 |
| B | 臨床現場で再生処理する器材 | | 82 |
| C | 廃棄する器材 | | 82 |
| | ❖ C-1 | 感染性廃棄物の分類と取り扱い | 82 |
| | ❖ C-2 | 感染性廃棄物を取り扱う際の注意 | 85 |
| D | 患者療養環境に持ち込んだ器材の取り扱いの考え方 | | 85 |
| | ❖ D-1 | 使用した器材 | 85 |
| | ❖ D-2 | 未使用の器材 | 86 |

# Part 3　臨床現場における再生処理

## 1　再生処理における感染対策　　内山正子　90

| | | | |
|---|---|---|---|
| A | 臨床現場における再生処理時の感染リスク | | 90 |
| B | 標準予防策 | | 90 |
| | ❖ B-1 | 使用済み器材の再生処理時に必要なPPE | 91 |
| | | ❶手袋 | 92 |
| | | ❷ガウン、エプロン | 93 |
| | | ❸サージカルマスク | 93 |
| | | ❹ゴーグル、フェイスシールド、シールド付きマスク | 95 |
| | ❖ B-2 | 手指衛生 | 96 |

## 2　再生処理の基本　　内山正子　98

| | | | |
|---|---|---|---|
| A | 洗浄 | | 98 |
| | ❖ A-1 | 洗浄方法 | 98 |
| | | ❶用手洗浄 | 98 |
| | | ❷浸漬洗浄 | 100 |
| | | ❸超音波洗浄 | 100 |
| | | ❹ウォッシャーディスインフェクター（Washer Disinfector：WD） | 101 |
| | | ❺家庭用食器洗浄機による洗浄 | 101 |
| | ❖ A-2 | 洗浄用具の管理 | 102 |
| B | 消毒 | | 103 |
| | ❖ B-1 | 消毒方法 | 103 |
| | ❖ B-2 | 消毒効果に影響を及ぼす因子とその対策 | 105 |
| | ❖ B-3 | 消毒薬の希釈法 | 105 |
| | ❖ B-4 | 消毒薬の保管・廃棄 | 106 |
| C | 乾燥 | | 108 |

## 3　再生処理の実際　　　　　　　　　　　　　　　　　　　　　　黒須一見 **110**

- **A** 差込便器・尿器、尿回収容器・陰部洗浄ボトル ……………………………… 111
- **B** ガーグルベースン ……………………………………………………………… 113
- **C** 薬杯・吸い飲みなど …………………………………………………………… 114
- **D** 経腸栄養の投与容器・チューブ ……………………………………………… 115
- **E** ネブライザー …………………………………………………………………… 116
- **F** 酸素加湿器 ……………………………………………………………………… 117
- **G** 気管用吸引チューブ・口鼻腔用吸引チューブ ……………………………… 117
- **H** 吸引瓶 …………………………………………………………………………… 118
- **I** エアマットレス ………………………………………………………………… 119
- **J** 耳鼻咽喉科軟性内視鏡 ………………………………………………………… 120
- **K** 経食道心エコー用プローブ …………………………………………………… 121
- **L** 人工呼吸器［非侵襲的陽圧換気（NPPV）］ ………………………………… 122

## 4　再生処理環境の整備　　　　　　　　　　　　　　　　　　　　　　内山正子 **124**

- **A** 医療器材を再生処理する環境 ………………………………………………… 124
- **B** 汚物処理室の環境 ……………………………………………………………… 125

　　索　引 ……………………………………………………………………………… 129

# Part 1 総論

# 1 医療器材の種類・分類・特徴

吉田葉子

## A 器材の種類—再使用可能器材・単回使用器材

　医療分野で使用される器材は、「再使用可能器材（Re-Use Device）」と「単回使用器材（Single Use Device：SUD）」に大別される。多くの鋼製小物類、差込便器、尿器、血圧計、体温計などは前者に該当する。後者は「ディスポーザブル器材」とも呼称され、注射器、カテーテル類、採血管、ダイアライザーなど1患者につき1回限定使用の医療器材が含まれる。また、軟性内視鏡の生検鉗子や高周波ナイフなど、機器の一部がSUDである場合もある。再使用可能器材とSUDには明確な区別はなく、鋼製小物でもSUDであったり、プラスチック製品でも再使用可能な器材であったりするため、適切な取り扱い方法は添付文書を確認する必要がある。

### ❖ A-1 再使用可能器材

　再使用可能器材の多くは、洗浄後に消毒あるいは滅菌されて再び使用されるため、洗浄剤や消毒薬、滅菌剤によって器材が変形あるいは変質することがない素材でできていることが大前提であり、効率よく洗浄や消毒・滅菌ができる構造でなければならない。手術支援ロボット［ダヴィンチ（da Vinciサージカルシステム）］のインストゥルメントのように10回限定で再使用可能な器材や、ラパロ鉗子のように耐用期間が規定されている特殊な器材も存在するため、製造メーカーの指示および添付文書に従った運用が重要である。

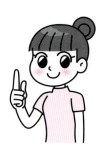

## A-2　単回使用器材（SUD）

　SUDは、再使用や再生処理を行うことによって構造的性能低下や機能不良により患者に影響を起こす可能性や、構造的に洗浄や消毒・滅菌が困難なため二次感染の原因になる可能性がある。そのため、厚生労働省は『平成12年付け医政局長通知（医薬発第1340号）』において製造メーカーに対し、SUDについては「再使用禁止」と記載することとし、その後、医療機関に対してもSUDの取り扱いに関して数回に渡り周知徹底を行ってきた。しかし、2013年に日本で実施された調査では、81%の施設がSUDの再滅菌および再使用を実施していた[1]。その多くは費用の観点から再滅菌、再使用せざるを得ない状況が考えられるが、中にはハイリスク器材と考えられる心臓・血管外科、脳神経外科、整形外科などに関連したSUDが再滅菌および再使用されている状況も確認されており、患者安全よりも経済性が優先されていることが懸念される。『平成26年6月19日付け医薬食品安全対策課長通知（薬食安発第0619第1号）』において、医療機器（医療用具）の使用に当たっては、感染防止を含む医療安全の観点から、その種類を問わず、添付文書で指定された使用方法などを遵守するとともに、特に単回使用医療機器（医療器具）については、特段の合理的理由がない限り、これを再使用しないよう通達している。万が一、感染あるいは医療事故が発生した場合は、医療施設が全面的に責任を負うケースも想定されるため、リスクを考慮した俯瞰的な判断が求められる。

## A-3　単回使用器材（SUD）の再製造

　SUDについては、費用や資源の有効活用を重視する医療現場と、患者の安全を最優先とする行政の立場からの認識の相違が問題となっている。一方で、米国では2000年から、ドイツでは2002年より、使用済みSUDを収集し、専門事業者が適切に分解、洗浄、部品交換、再組み立て、滅菌を実施し、必要な性能などを有することを確認したうえで、再使用すること（再製造）の取り組みを開始している（p12 プチ追加情報！参照）。資源の有効活用や医療廃棄物の削減、さらには医療費の削減の可能性などから、日本においても厚生労働省が2016年度に研究班を設け、国内で再製造を実施する場合の課題整理・ガイダンス作成のため、① 米、独、英の規制実態などの調査、② SUD再製造品に関する国内ニーズ調査、③ SUD再製造ガイダンス案の検討、などを実施した。その結果、厚生労働省は国内でのSUD再製造は可能と判断し、各種制度の整備をすることを2017年4月21日に表明した。
　同年7月31日には『医薬品、医療機器などの品質、有効性及び安全性の確保などに関する法律』の一部を改正し、SUDの再製造が正式に実施可能となった。この新たな制度のポ

イントとして下記事項を挙げている²⁾。

❶ 再製造 SUD を製造販売するためには、医薬品医療機器法に基づく製造販売業許可を必要とする。
❷ 再製造 SUD は、元々の SUD（オリジナル品）とは別の品目として、製造販売承認を必要とする。
❸ 再製造 SUD に係る医薬品医療機器法上の責任（安全対策、回収など）は、再製造を行った製造販売業者が担う。
❹ これに伴い、再製造 SUD の品質、製造管理、トレーサビリティの確保などに関する基準を新設する。

　なお、再製造 SUD については、既存の複数回使用可能な医療機器の洗浄・滅菌に関するガイドラインなどの科学的な根拠に基づき、十分な清浄性を確保していることなどを品目ごとに審査し、製造販売承認をすることとしている。
　現状では法律が整備されただけであるが、国内、国外各社が再製造 SUD 事業に進出する動きがあり、今後の動向については、各種学会などから発表される最新情報を注視する必要がある。

---

**プチ追加情報！**

**SUD の再製造：米国・欧州の状況**

　諸外国においても 1990 年代までは SUD の再使用が問題となっていましたが、現在はビジネスとして SUD を再生処理する医療施設や第三者機関（企業など）が存在し、独自で SUD の再生処理を行う医療施設は減少しています。
　米国においては 2000 年から、米国食品医薬品局（Food and Drug Administration：FDA）が SUD の再生処理を行う医療施設や第三者機関（企業など）を製造業者と同等とみなし、上市前申請を含めて製品ごとに製造業者と全く同じ基準を要求しています。対象となる SUD はクラス I から高度管理医療機器までで、現在のところ大きな問題が起きたという報告はありません。
　ドイツにおいては 2002 年よりロベルト・コッホ研究所と医薬品医療機器連邦研究所の委員会が定める勧告（KRINKO 勧告）による規制のもと、SUD 再製造製品の販売が行われており、オリジナルメーカーと同じくすべて CE マーク（EU 基準適合マーク）を取得することが規定されています。

## B スポルディングの分類

　医療分野で使用される器材の再生処理方法は、患者が罹患した感染症の種別によって決定されるのではなく、使用目的と使用部位によって決定されるべきである。この概念を提唱したのが、米国テンプル大学の Earle H. Spaulding である。Spaulding は医療器材を「クリティカル器材」、「セミクリティカル器材」、「ノンクリティカル器材」の3つのカテゴリーに分類し、分類ごとに必要な消毒水準を提案した（表1）。これがいわゆる『スポルディングの分類』である[3]。この分類は体系が明解かつ合理性も高いため、現在も世界各国のガイドラインに引用されている。

**表1　スポルディングの分類表**

| 分類 | 定義 | 処理 | 対象器材の例 |
|---|---|---|---|
| クリティカル | 通常無菌の組織や血管に挿入されるもの | 滅菌<br>● 高圧蒸気滅菌（オートクレーブ）<br>● 酸化エチレンガス（EOG）滅菌<br>● 過酸化水素低温ガスプラズマ滅菌<br>● 過酸化水素ガス低温滅菌<br>● 低温蒸気ホルムアルデヒド滅菌<br>● 化学的滅菌剤による滅菌<br>　（過酢酸10分以上、グルタラール3〜10時間） | 手術器材<br>インプラント<br>など |
| セミクリティカル | 損傷のない粘膜および創のある皮膚に接触するもの | 高水準消毒（／中水準消毒）<br>● 過酢酸<br>● グルタラール<br>● フタラール<br>● 熱水消毒（80℃・10分以上） | 人工呼吸器回路<br>麻酔器回路<br>軟性内視鏡<br>膀胱鏡<br>バイトブロック<br>など |
| セミクリティカル | 損傷のない粘膜および創のある皮膚に接触するもの | 中水準消毒<br>● 次亜塩素酸ナトリウム<br>● 消毒用エタノール | 喉頭鏡ブレード<br>ネブライザー<br>哺乳瓶<br>乳首<br>など |
| ノンクリティカル | 損傷のない皮膚と接触するもの | 洗浄<br>消毒する場合は低水準消毒<br>● 第四級アンモニウム塩<br>　（ベンザルコニウム塩化物など）<br>● クロルヘキシジングルコン酸塩<br>● 両性界面活性剤 | 血圧計<br>酸素マスク<br>膿盆<br>ガーグルベースン<br>吸引瓶<br>薬杯<br>差込便器（ベッドパン）、<br>尿器<br>など |

（Earle H. Spaulding の分類を一部改変）

### ❖ B-1　クリティカル器材

　クリティカル器材は、ヒトの組織や血管系に挿入される器材または血液が通過する器材である。クリティカル器材は芽胞を含めいかなる微生物の存在も許容されない。手術器材、各種カテーテル、移植器材、注射針などが該当し、これらすべてに滅菌が必要となる。各種カテーテルや注射針、シリンジなどのSUDの多くは製品化の際にガンマ線や電子線などにより滅菌されている。医療施設で再生処理する場合は、高圧蒸気滅菌、酸化エチレンガス（Ethylene Oxide Gas：EOG）滅菌、過酸化水素低温ガスプラズマ滅菌、過酸化水素ガス低温滅菌、低温蒸気ホルムアルデヒド滅菌などの滅菌法が用いられる。

---

#### プチ追加情報！

**芽胞とは**

　細菌の一部は温度や栄養状態などの環境条件が悪くなると染色体を凝集し、リボソームとタンパク質の一部を濃縮して硬い皮膜で包み、代謝を止めます。通常の増殖・代謝能を有する菌体を栄養型と呼ぶのに対し、この休眠状態の細菌を『芽胞』といいます。芽胞は熱、乾燥、物理化学的処理に対する抵抗が非常に強く、100℃の加熱1時間以上、乾燥状態で数十年死滅しなかったという例もあります。芽胞の状態では生命は長期間維持されますが、水分量が極めて少なく、分裂・増殖することはできません。しかし、環境条件が好転すると発芽して栄養型となり、再び分裂・増殖を繰り返すようになり、熱、乾燥、物理化学的処理に対する抵抗も通常に戻ります。

　この芽胞を作る能力を持つ細菌を『芽胞形成菌』と呼び、*Bacillus* 属菌（枯草菌、セレウス菌、炭疽菌など）や *Clostridioides* 属菌（クロストリディオイデス・ディフィシル）、*Clostridium* 属菌（破傷風菌、ウエルシュ菌など）があります。

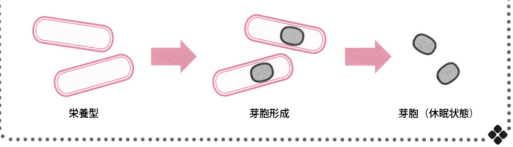

栄養型　　　芽胞形成　　　芽胞（休眠状態）

## プチ追加情報！

### *Clostridium difficile* から *Clostridioides difficile* へ

2016年より *Clostridium difficile*（クロストリジウム・ディフィシル）が *Clostridioides difficile*（クロストリディオイデス・ディフィシル）に学名変更されました。

微生物の進化系統を明らかにする方法のひとつである 16S rRNA 遺伝子配列分析に基づくと、*C. difficile* はクロストリジウム属の *C. tetani*（破傷風菌）、*C. perfringens*（ウエルシュ菌）、*C. botulinum*（ボツリヌス菌）などとは遠縁種であり、*C. mangenotii*（クロストリジウム・マンゲノティ）と 94.7% の相同性で近縁種であることが判明しました。また、両菌は、PYG 培養液中で増殖させると豊富な水素ガスを産生し、パルミチン酸を主要とする脂肪酸を産生するなど、生化学的性状も類似していることからも、クロストリディオイデス属として再分類されました[4]。

しばらくの間は、*Clostridium difficile* と表記しても不問ですが、論文などを掲載する学術誌などでは *Clostridioides difficile* と表記することが求められます。ただ、略称はどちらも *C. difficile* ですので、*C. difficile* が産生するトキシンの名称や、一般的に表記される CD 菌などの通称は変更する必要がないように配慮されています。

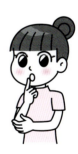

### ❖ B-2　セミクリティカル器材

　セミクリティカル器材は、創部などの健常でない皮膚または粘膜に接触する器材である。*Bacillus*（バシラス）属菌や *Clostridioides*／*Clostridium*（クロストリディオイデス／クロストリジウム）属菌などの環境に存在する一般的な芽胞形成菌は、健常な粘膜に付着しても感染症を引き起こすことは少ない。破傷風菌やウエルシュ菌などは傷口から侵入し、ガス壊疽の原因となるが、これらは土壌やヒトの腸管内に存在し、病院環境には潜在していな

いため、考慮する必要はない。つまり、セミクリティカル器材には少数の芽胞形成菌を除きいかなる微生物も存在しないことが要求され、再生処理には熱水消毒または高水準消毒が必要である。ただし、セミクリティカル器材でもできるだけ芽胞形成菌が存在しないことが望ましいため、滅菌処理をされるケースもある。本来、セミクリティカル器材の再生処理は高水準消毒で十分であるが、高水準消毒に固執する必要はなく、あくまでも高水準消毒以上の再生処理が要求されるため、安全面や管理面を考慮して決定するべきである。

セミクリティカル器材にはネブライザーなどの呼吸器装置、麻酔用器材、軟性内視鏡、喉頭鏡、口腔用・直腸用体温計、気管内挿管チューブ、経食道心エコー（Transesophageal Echocardiography：TEE）用プローブ、避妊用リングなどが該当するが、口腔用・直腸用体温計については感染リスクと消毒に要するプロセス、機器の劣化性を考慮した例外規定として中水準消毒でよいとされている。

## B-3　ノンクリティカル器材

ノンクリティカル器材は、正常皮膚のみに接触する器材で、聴診器、血圧計のマンシェット、差込便器、尿器、陰部洗浄ボトル、水枕などが該当する。また、ベッド柵や床頭台、オーバーテーブル、ドアノブ、医療機器表面などの環境表面もノンクリティカル器材に分類される。これらは通常、感染症の原因にはなりにくく、日常的な洗浄や清拭による衛生的な管理で十分である。しかし、一類感染症や多剤耐性菌などの伝播防止のために実施される接触予防策下では、ノンクリティカル器材も単回使用あるいは患者専用とすることが望ましく[5]、複数の患者が共用する器材については、低水準あるいは中水準消毒を適宜行う必要がある。なお、ノンクリティカル器材が血液や体液などで汚染された場合には、汚染物を除去し、次亜塩素酸ナトリウムによる消毒が必要である。差込便器や尿器、陰部洗浄ボトルなどはベッドパンウォッシャーによる熱水消毒も実用性が高い。

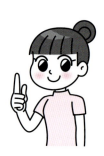

# C 取り扱いが特殊な器材—軟性内視鏡

## ◆ C-1 軟性内視鏡の消毒

　軟性内視鏡は、間接的に侵襲的な手技に関わるケースもあるため、本来であれば滅菌が必要なクリティカル器材としても疑問はない。しかし、多くの場合、粘膜のみに接触すること、軟性内視鏡本体が高価であり、患者数に比例した機器数を用意するのは現実的には困難であることなどの理由により、一般的には高水準消毒が行われている。

　軟性内視鏡の再生処理に用いられる高水準消毒薬には、過酢酸、フタラール、グルタラールがあるが、このうちグルタラールは毒性が強く、再生処理の過程で作業者に皮膚障害や呼吸器障害を引き起こした例が報告されている[6]。このため、現在ではグルタラールの使用頻度は低く、より毒性の低い過酢酸やフタラールの使用が普及している。軟性内視鏡の構造は複雑で、用手洗浄では洗浄・消毒が不十分になる可能性があるため、再生処理には自動洗浄消毒装置を使用することが望ましい。日本において軟性内視鏡の消毒に使用されている高水準消毒薬は現在のところ1回ごとの使い捨てではなく、複数回使用後に廃棄されるシステムが採用されている。日本環境感染学会、日本消化器内視鏡学会、日本消化器内視鏡技師会が合同で作成した『消化器内視鏡の感染制御に関するマルチソサエティ実践ガイド 改訂版』では、各高水準消毒薬の使用期限を消毒回数もしくは時間によって制限しており、消毒薬交換頻度の目安としている。しかし、消毒の成果を左右するファクターである濃度、温度、接触時間を考慮すれば、消毒回数や調製後の経過時間を基準にして使用制限を設けるのではなく、使用ごとに消毒薬の濃度を測定し、基準を満たした場合に限り、使用しなければならない。

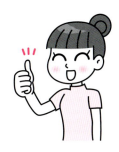

## C-2　軟性内視鏡の洗浄度評価

　軟性内視鏡の清浄度評価は、日本消化器内視鏡技師会の『内視鏡の洗浄・消毒に関するガイドライン（第2版）』において、施設ごとに、年1回の無作為に抽出した内視鏡機器、処置具について表面や鉗子チャンネルなどを培養法により評価することが推奨されている。しかし、培養法による評価は手間がかかること、また迅速性に欠けるため、評価結果からその後の対応を適切に判断することが困難であることがその定着を妨げている。培養法の代替となり得る方法としてアデノシン三リン酸（Adenosin Triphosphate：ATP）測定を利用した評価方法が近年注目されている[7]。ATP測定法は軟性内視鏡の清浄度評価にも応用が可能であり、今後の評価方法の確立が期待される。

### ココがポイント！

**高水準消毒薬の濃度管理について**

　消毒薬の濃度はある一定の濃度以上でなければ、期待される消毒効果が担保されません。そのため、高水準消毒薬製造メーカーは希釈後の消毒薬について、使用ごとに専用の濃度測定用試験紙あるいは濃度測定装置により濃度測定することを推奨しています。濃度測定用試験紙は変色を利用した定性的な濃度測定法であり、簡便な方法ですが、目視判定のため判定者により結果が異なる場合もあり得ます。正確な濃度管理には定量測定できる濃度測定装置の使用が理想です。

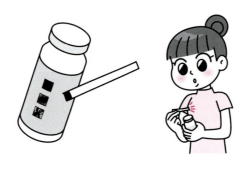

Part 1 総論

❶ 医療器材の種類・分類・特徴

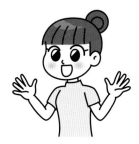

# 2 再生処理とは

吉田葉子

## A 洗浄

　医療器材を再生処理する過程で最も重要とされるのが洗浄である。洗浄は使用済み器材に付着したほとんどの微生物を効果的に除去することが可能で[8]、構造が複雑で洗浄が難しいとされる消化器内視鏡でも、平均で99.99％以上の減菌効果がある[9]。また、洗浄にかかる費用は低く、水道やシンクなど既存の設備で実施可能であり、費用対効果が高い。医療器材に汚れが付着したまま消毒や滅菌をすると、汚れの主成分であるタンパク質が変性し、固化する。その結果、医療器材との接触面や汚れの内部まで消毒・滅菌効果が十分に発揮されない（図1）。このため、すべての医療器材は消毒や滅菌する前に十分な洗浄が必要となる。

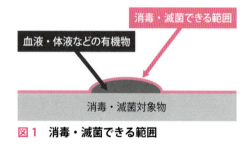
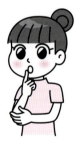

**図1　消毒・滅菌できる範囲**

### ◆ A-1 洗浄方法

　医療器材の洗浄方法には、用手洗浄、浸漬洗浄、ウォッシャーディスインフェクター（Washer Disinfector：WD）洗浄、超音波洗浄、減圧沸騰式洗浄などがあり、対象となる医療器材の形状や量、汚染状況に応じて適切な洗浄方法を選択する。
　用手洗浄および浸漬洗浄は器材の量が少ない場合や微細な器材の洗浄に適しているが、作業者により技術にバラツキがあるため、教育の徹底が必要である。WD洗浄などの機械

洗浄は大量の器材の洗浄に適しており、作業者の技術の影響がないため一定の洗浄効果が得られやすい。いずれにせよ、どの洗浄方法でも、それぞれに適した洗浄剤を用いて適切に行えば、効果的に汚染を除去することが可能である。

## A-2 洗浄剤

医療器材の洗浄剤には、アルカリ性洗浄剤、中性酵素系洗浄剤、弱アルカリ性酵素系洗浄剤、酸性洗浄剤があり、それぞれの特徴や用途を理解して適切に使用する必要がある。

### ❶ アルカリ性洗浄剤

アルカリ性洗浄剤はアルカリ剤、アルカリビルダー、キレート剤などで構成されており、水素イオン濃度指数（pH）が11以上の洗浄剤である。医療現場における主たる汚染であるタンパク質はアミノ酸が多数結合して巨大な分子を形成したものであるが、アミノ酸はアミノ基（$-NH_2$）とカルボキシル基（$-COOH$）を持っており、アルカリ性下では水素イオン（$H^+$）が少なくなるため、カルボキシル基が水素イオンを放出して、陰イオン性を帯びる（$-COOH→-COO^-$）。イオンは水に溶けやすいため、つまりはpHがアルカリ性になるとタンパク質が溶解されることになる。このほかにも、アルカリ性下では分子間の反発力が増すため、水を含んで膨潤することで溶解性が高まったり、脂肪や油脂汚れとアルカリによってケン化反応が起き、石けんに分解されることで除去が可能になったりする。アルカリ性洗浄剤はこのような作用を利用して器材に付着したタンパク質や脂質汚れを洗浄する。洗浄力が非常に高く、医療器材の洗浄に適しているが、アルミニウムや銅、真鍮などの材質を劣化させることがあるため注意が必要となる。同時に、皮膚への影響も強いため、使用は機械洗浄に限ることが望ましい。

> **プチ追加情報！**
>
> **pHとは**
>
> pHとはピーエイチまたはペーハーなどと読まれます。溶液の液性を示す指標で、水素イオン（$H^+$）濃度の逆数の常用対数に相当する物理量であり、水素イオン濃度指数ともいいます。溶液のpHが7の時が中性、7より低いときが酸性、7より高いときがアルカリ性です。pHが高いほど水素イオン濃度は低い、つまりアルカリ性であるほど水素イオン濃度は低くなります。

## ❷ 中性および弱アルカリ性酵素系洗浄剤

　中性酵素系洗浄剤は、タンパク質を分解する酵素であるプロテアーゼを主成分とし、有機物を酵素の力で分解する。医療現場で発生する汚染物は、タンパク質以外もあるため、脂肪を分解するリパーゼ、食物繊維分解のセルラーゼ、デンプンの分解が可能なアミラーゼなどの酵素を追加し、プロテアーゼ単体の洗浄剤よりも洗浄効果を増大させた洗浄剤も市販されている。中性のため、器材のみならず人体や環境への影響も少なく、機械洗浄だけでなく用手洗浄や浸漬洗浄にも使用可能であり、様々な材質にも適用可能である。ただし、酵素は人体の温度付近でその効果が最大限に発揮されるため、中性酵素系洗浄剤を用いる際は水溶液の温度を40～50℃に維持することが重要である。また、一般的に原液で酵素は働かず、希釈されることで活性化されるため、メーカーの推奨濃度に従って適切に希釈する必要がある。弱アルカリ性酵素系洗浄剤は、酵素が含まれた洗浄剤をpH8～11にすることで、酵素によるタンパク質分解効果とアルカリによるタンパク質溶解効果の併用効果を意図した洗浄剤といえる。

## ❸ 酸性洗浄剤

　酸性洗浄剤は、塩酸などの無機酸やクエン酸などの有機酸に界面活性剤が添加されている洗浄剤である。酸は金属類を溶解する性質があるため、洗浄槽やボイラー、水道管内などに蓄積する炭酸カルシウムが主成分の湯垢（スケール）や錆の除去などに酸性洗浄剤は利用されている。医療分野においては、臨床現場で使用される機会は少ないが、中央滅菌供給部門などにおいて医療器材に発生したサビや熱ヤケの除去などに用いられることが多い。

　酸性洗浄剤はスケール以外の金属も腐食する作用があるため、取り扱い説明書に従った扱いや、使用後の十分なすすぎも重要となる。なお、pH2～3の温泉に入浴してもヒトの皮膚は溶解しないほど、皮膚は酸に強いが、酸性洗浄剤の成分によっては皮膚刺激性が強いものも多いため、使用する際は手袋やマスクなどの個人防護具（Personal Protective Equipment：PPE）を着用する必要がある。

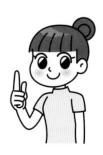

## プチ追加情報！

### 洗浄剤の性能

　日本で使用されている洗浄剤はすべて雑品であるため、薬機法によりその効果・効能を製造・販売メーカーが謳うことはできません。つまり、洗浄剤に求められる性能の基準も存在せず、洗浄効果試験などは製造メーカーの自主基準で実施されています。このため、洗浄剤を選定する際には使用する医療施設側がその性能を確認することも重要です。数ある洗浄剤の洗浄効果を比較する際には、疑似汚染物質を塗布したインジケータ（p53参照）などを活用すると簡便に評価が可能です。オーストラリアからの報告では、市販されている18種類の洗浄剤の洗浄力を比較検討したところ、疑似汚染物質除去率は最低な洗浄剤で12％、最大で100％であったとしています[10]。洗浄剤を選択する場合は注意が必要です。

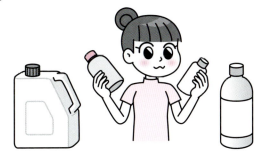

## プチ追加情報！

### 薬機法とは

　簡単に言うと旧薬事法のことです。江戸時代の享保の改革の際に医療に使われる薬品の品質確保を目的に薬品の規制が始まり、昭和35年（1960年）に旧薬事法が施行されました。その後、度重なる改正がありましたが、名称が変わることはありませんでした。しかし、平成26年（2014年）改正によって『医薬品、医療機器等の品質、有効性及び安全性の確保等に関する法律』という名称に変わり、平成26年（2014年）11月25日に施行されました。非常に長い名称のため、『薬機法』あるいは『医薬品医療機器等法』と略されます。

　この改正によりこれまで以上の安全性対策の強化はもちろんですが、医療機器の章を新たに設け、医療機器・体外診断薬に関連する規制が追加されました。また、再生医療に関連する製品の実用化を促進するための審査制度が新設されました。

## B 消毒

　日本薬局方によると、消毒とは「生存する微生物の数を減らすために用いられる処置法で、必ずしも微生物をすべて殺滅したり除去したりするものではない」と定義されている。つまり、消毒後にある程度の微生物が生存していても問題はないことになるが、生き残った微生物は平素無害菌、あるいは消毒された医療器材をヒトに使用しても感染症に至らないことが大前提である。

　消毒薬はすべての微生物を殺滅するわけではないので、消毒薬の種類によって各微生物への消毒効果が異なる。細菌類の中で最も消毒薬に抵抗を示すのは *Bacillus*（バシラス）属菌や *Clostridioides*／*Clostridium*（クロストリディオイデス／クロストリジウム）属菌を代表的とする芽胞形成菌である。次に抵抗性が高いのは結核菌などの *Mycobacterium*（マ

| 消毒薬抵抗性 | 微生物 | | 消毒水準の目安[*1] |
|---|---|---|---|
| 高 | 細菌芽胞 | バシラス属菌<br>クロストリディオイデス／<br>　クロストリジウム属菌　など | 滅菌／高水準消毒薬 |
| | 抗酸菌 | 結核菌　など | 中水準消毒薬 |
| | ノンエンベロープウイルス<br>小型のウイルス | ポリオウイルス<br>ロタウイルス<br>コクサッキーウイルス<br>ノロウイルス<br>A型肝炎ウイルス（HAV）　など | |
| | 真菌[*2] | アスペルギルス属菌<br>カンジダ属菌　など | 低水準消毒薬 |
| | 一般細菌<br>栄養型細菌 | ブドウ球菌属<br>シュードモナス属菌<br>サルモネラ属菌　など | |
| 低 | エンベロープウイルス<br>中間サイズのウイルス | ヒト免疫不全ウイルス（HIV）<br>B型肝炎ウイルス（HBV）<br>C型肝炎ウイルス（HCV）<br>コロナウイルス<br>インフルエンザウイルス<br>RSウイルス　など | |

[*1]　一部抵抗性を示す微生物が存在するため「目安」とした。
[*2]　糸状様真菌の場合、アルコール、イソプロパノールでは一部抵抗性を示すものあり。

**図2　消毒薬の効果と微生物の抵抗性**

（CDC：Appendix A：Regulatory Framework for Disinfectants and Sterilants, 2003 より一部改変）

イコバクテリウム）属菌、次いで糸状様真菌と続き、酵母様真菌と一般細菌はともにそれらに比べて抵抗性が低い。また、芽胞形成菌でも増殖期に当たるいわゆる栄養型細菌は一般細菌と同等の抵抗性しかない。

ウイルスはウイルス核酸とそれを取り囲むカプシドで構成されており、カプシドがリン脂質を主成分とするエンベロープで覆われているかによって大別される。一般的にインフルエンザウイルス、RSウイルス、B型肝炎ウイルス（Hepatitis B Virus：HBV）などのエンベロープウイルスは消毒薬抵抗性が低く、ノロウイルス、A型肝炎ウイルス（Hepatitis A Virus：HAV）、ロタウイルスなどのノンエンベロープウイルスは消毒薬抵抗性が高い。

消毒薬の効果と微生物の抵抗性を図2に示す。消毒薬はその抗微生物スペクトルによって、高水準消毒薬、中水準消毒薬、低水準消毒薬に分類される。

## プチ追加情報！

### エンベロープとは

エンベロープとはウイルスの基本構造となる核酸（DNA あるいは RNA）とカプシドを覆う脂質二重膜のことです。ウイルスにはこのエンベロープを持つもの（エンベロープウイルス）と持たないもの（ノンエンベロープウイルス）に分けられ、これらの大きな違いのひとつに消毒薬抵抗性が挙げられます。エンベロープウイルスは界面活性剤やアルコールなどの脱脂作用のある消毒薬に対する抵抗性が低く、ノンエンベロープウイルスは高いことが知られています。

- エンベロープウイルスの例：
  インフルエンザウイルス、単純ヘルペスウイルス、ヒト免疫不全ウイルス、B型肝炎ウイルス、C型肝炎ウイルス、RSウイルスなど

- ノンエンベロープウイルスの例：
  ノロウイルス、ロタウイルス、ポリオウイルス、A型肝炎ウイルス、エンテロウイルス、コクサッキーウイルスなど

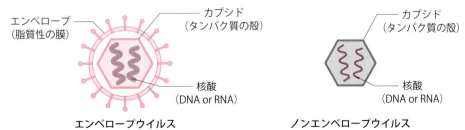

## B-1 高水準消毒薬

　滅菌はすべての微生物を完全に殺滅または除去するのに対し、高水準消毒とは「多量の細菌芽胞を除くすべての微生物を死滅させる」と定義され、グルタラール、フタラール、過酢酸がある。それぞれ医療器具の消毒薬として使用可能であるが、通常は軟性内視鏡の消毒に用いられるのが一般的である。

### ❶ グルタラール

　グルタラールは、別名グルタルアルデヒドとも呼ばれ、無色～淡黄色澄明の液体でハッカ臭があり、濃度が高くなるにつれ刺激臭を感じる。滅菌には3%グルタラール3～10時間、高水準消毒には20分～1時間の接触が必要である。金属腐食性は低いが、皮膚との接触による着色作用と、その蒸気には眼、呼吸器などの粘膜刺激作用があるため、取り扱いには注意が必要である。以前は医療器材の消毒のほかに環境消毒としての適用も認められていたが、これら生体への毒性の問題から2003年7月に適用が削除された。浸漬消毒には蓋付容器を用い、換気のよい場所で手袋、マスク、ガウン、ゴーグルなどのPPEを着用して取り扱う必要がある。なお、厚生労働省は労働者の健康障害防止対策のため、『平成17年2月24日付け労働基準局長通知（基発第0224007号）』において、医療機関における消毒作業環境中のグルタラール濃度を0.05 ppm以下とするよう要請している。

### ❷ フタラール

　フタラールは、別名オルトフタルアルデヒドと呼ばれ、淡青澄明の液体で刺激臭はない。グルタラールと同じアルデヒド系消毒薬であるため、基本的な特徴はグルタラールに類似するが、医療器具の消毒薬として市販されている0.55%製剤の芽胞形成菌に対する効果が弱く、化学的滅菌剤としては適さない[11]。グルタラールよりも粘膜刺激性は低いとされるが、皮膚や衣服との接触により変色作用がある。浸漬消毒には蓋付容器を用い、換気のよい場所で手袋、マスク、ガウン、ゴーグルなどのPPEを着用して取り扱う必要がある。なお、本剤は超音波白内障手術器具類と経尿道的検査または処置のために使用する医療器具類への使用は禁忌である。また、フタラールで消毒した経食道心エコー（Transesophageal Echocardiography：TEE）用プローブなどを使用した患者で、口唇・口腔・食道・胃などに着色、粘膜損傷、化学熱傷などの症状が現れたとの報告があり[12,13]、十分なすすぎを行うよう注意喚起されている。

### ❸ 過酢酸

　過酢酸は、過酸化水素と酢酸を混合することにより生成され、過酸化水素、酢酸および水との平衡混合物として存在する。過酢酸は希釈や加熱により容易に分解して、過酸化水素と酢酸となり、過酸化水素は加熱や有機物との反応により容易に分解して酸素と水になるため、環境に優しい消毒薬である（図3）。日本では6％過酢酸製剤が市販されており、通常は平衡水溶液の第一剤と緩衝剤である第二剤と精製水を混合し、0.3％にまで希釈して

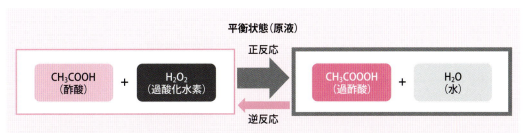

過酢酸は過酸化水素と酢酸を混合することにより生成されるが（正反応）、過酢酸単独では不安定な物質のため過酸化水素と酢酸に分解される（逆反応）。これらが同時に進むことで平衡状態を保って存在する。

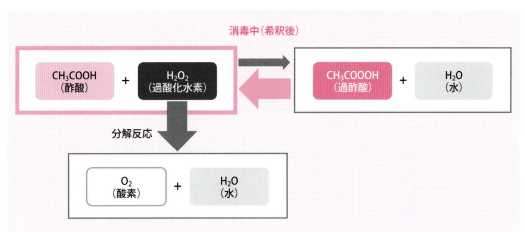

過酢酸は希釈により容易に分解して、過酸化水素と酢酸となり（逆反応が進む）、過酸化水素は有機物などとの反応により容易に分解して酸素と水になる。

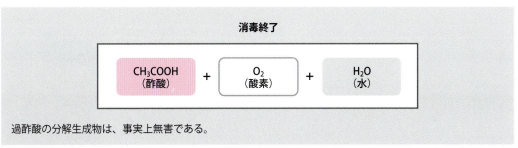

過酢酸の分解生成物は、事実上無害である。

**図3　過酢酸の反応**

使用する。酸性の無色澄明液で、特異な臭い（酢酸臭）があるため、浸漬消毒には蓋付容器を用い、換気と手袋、マスク、ガウン、ゴーグルなどのPPEの着用が必須である。換気の悪い場所で取り扱う場合、酸性ガス用マスクの着用が勧められる。0.3％過酢酸は10分間で化学的滅菌、5分間で高水準消毒が可能であるが、金属腐食性があるため、長時間の浸漬には注意が必要である。近年では過酢酸の強い殺菌効果を応用し、プラスチックや鋼製小物などを滅菌器で滅菌する際の滅菌剤（p37参照）としても利用されている。

## B-2　中水準消毒薬

中水準消毒とは「芽胞以外のすべての栄養型細菌、結核菌、ほとんどの真菌やウイルスを死滅させる」と定義され、代表的な消毒薬として次亜塩素酸ナトリウム、エタノール、ポビドンヨードがある。

### ❶ 次亜塩素酸ナトリウム

次亜塩素酸ナトリウムは、水酸化ナトリウム水溶液に塩素ガスを吸収させて製造される。固形や粉末状態では不安定なため、通常は水溶液として市販されている。水溶液は比較的安定で長期の保存が可能であるが、時間の経過とともに自然に分解し、塩化ナトリウム水溶液（塩水）に変化する。一般的には医療器材や環境などの非生体に使用される。添付文書上は手指や皮膚への適用も認められているが、皮膚炎の原因となる可能性があり、現在では生体にはほとんど使用されない。金属に対する腐食性が高いが、残留性がほとんど無い（食塩に変化）という点で安全であり、経管栄養関連器材や哺乳瓶の消毒などにも繁用されている。また、紫外線や高温により分解が促進される。特に高濃度での安定性に欠けるため、必要に応じて冷所保存が必要である。0.1％（1,000 ppm）次亜塩素酸ナトリウムはアルブミン非添加時では20分間で枯草菌芽胞の殺滅効果があるため、化学的滅菌剤としても利用可能である[14]。ただし、有機物存在下では著しく殺菌効果が低下するため、血液などによる汚染箇所を消毒する際には0.1～1％（1,000～10,000 ppm）の濃度で使用する必要がある。

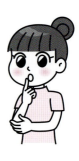

### ❷ エタノール

　エタノールは抗微生物スペクトルが広く、即効性である。揮発性が高く残留もないため、生体および非生体のいずれにも使用可能なため頻用されている。60～95％の濃度で有効性が高く、日本薬局方が定義する消毒用エタノールの濃度である76.9～81.4 vol％は一部のウイルスなどを除く一般細菌などに対する効果が最も高い。エタノールと同じくアルコール系の消毒薬としてイソプロパノールやイソプロパノール添加エタノール液なども市販されている。

### ❸ ポビドンヨード

　ポビドンヨードも幅広い抗微生物スペクトルを有する生体消毒薬である。皮膚や粘膜に対する刺激性が少なく、術野皮膚や創傷部位皮膚をはじめ、口腔、腟など生体に幅広く使用される。殺菌効果の主体は遊離ヨウ素によるタンパク質合成阻害作用であるが、この効果が発揮されるにはある程度時間を要するため、接触時間の確保が必要である。

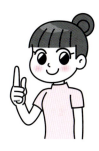

## B-3　低水準消毒薬

　低水準消毒とは「ほとんどの栄養型細菌や真菌、一部のウイルスを死滅させるが、結核菌や芽胞は死滅させない」と定義され、代表的な消毒薬として第四級アンモニウム塩やクロルヘキシジングルコン酸塩、両性界面活性剤がある。

### ❶ 第四級アンモニウム塩

　ベンザルコニウム塩化物やベンゼトニウム塩化物などの第四級アンモニウム塩は、陽イオン界面活性剤であり、石けんと逆の電荷を有するため、逆性石けんとも呼ばれる。その殺菌機序は、陰電荷を帯びる細菌表面に陽電荷を帯びる第四級アンモニウム塩が吸着・集積され、菌体タンパク質を変性させることによる。また、陽イオン界面活性剤であるため、表面張力を低下させ、洗浄作用、乳化作用も示す。栄養型細菌や真菌に有効であるが、緑膿菌、*Burkholderia cepacia*（バークホルデリア・セパシア）、セラチア属菌、*Achromobacter xylosoxidans*（アクロモバクター・キシロスオキシダンス）などが抵抗性を示す場合がある。生体への適用も認められているが、現在では主にノンクリティカルな環境表面の消毒に頻用される。

### ❷ クロルヘキシジングルコン酸塩

　クロルヘキシジングルコン酸塩は皮膚に対する刺激が少ない生体消毒薬として位置付けられるが、日本では、結膜嚢以外の粘膜への適用は禁忌である。即効性で残留しないエタノールに対し、皮膚表面によく吸着し、持続殺菌効果に優れるため、両者の特徴を有するクロルヘキシジングルコン酸塩含有アルコール製剤が手術時手指消毒や中心静脈カテーテルの挿入部位の消毒、手術野消毒に有用である。

### ❸ 両性界面活性剤

　両性界面活性剤（アルキルジアミノエチルグリシン塩酸塩）は、陰イオンと陽イオンを含むため、陽イオンの殺菌効果（ベンザルコニウム塩化物と同様の作用）と陰イオンの洗浄作用（石けんの洗浄作用）を併せ持つ。低水準消毒薬に分類されるが、グラム陽性菌、グラム陰性菌、真菌の一部に有効であるのみならず、高濃度（0.2〜0.5％）、長時間の接触で結核菌にも効果を発揮する。生体に対しては低毒性であるが、脱脂作用があるので主に環境表面や器材の消毒に用いられる。

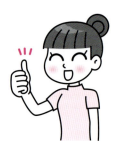

## C すすぎ

　洗浄剤や消毒薬を使用する上ではすすぎも非常に重要である。不十分なすすぎにより薬剤が医療器材に残留すると、サビや熱ヤケの原因となるだけでなく、重大な医療事故につながる可能性もある。

　不十分なすすぎによって酵素系洗浄剤が残留した医療器材を滅菌後に眼科手術に用いたため、中毒性前眼部症候群（Toxic Anterior Segment Syndrome：TASS）が発生した可能性が高いとする報告や、消毒後のすすぎが不十分であった消化器内視鏡により消化管壊死を起こした報告などがある[15]。また、フタラールで消毒を行った超音波白内障手術器具類を使用した患者に水疱性角膜症などが現れたとの報告や、フタラールで消毒を行った膀胱鏡を繰り返し使用した膀胱癌既往歴を有する患者にアナフィラキシーショックが現れたとの報告もある[16]。その後、フタラールに関しては残留しやすいことから十分にすすぎを行うよう注意喚起がなされたが、のちに経尿道的検査または処置のために使用する医療器具類への使用は禁忌となった。このようにすすぎは医療安全の視点からも大変重要である。

> **現場あるある！**
>
> **すすぎ時間**
>
> 　洗浄剤や消毒薬を使用する上ですすぎは重要ですが、製品ラベルや添付文書には「よくすすぐ」や「十分すすぐ」などと記載されているだけで、具体的な時間などは記載されていません。すすぎ時間は洗浄剤や消毒薬の残留性や水道の水圧によって異なります。一般的には2回すすぎ法（オーバーフローさせた流水下に器材を浸漬した後、個々の器材を流水で丁寧にすすぐ）などが効果的です。

## D 滅菌

　日本薬局方では滅菌とは、「物質中のすべての微生物を殺滅または除去すること」と定義されているが、実際には滅菌処理により微生物は指数関数的に減少するため（図4）、最終的にゼロにはなり得ない。そこで、滅菌を保証するレベルとして滅菌保証水準（Sterility Assurance Level：SAL）が設けられており、このレベルに達したときを「滅菌」と定義

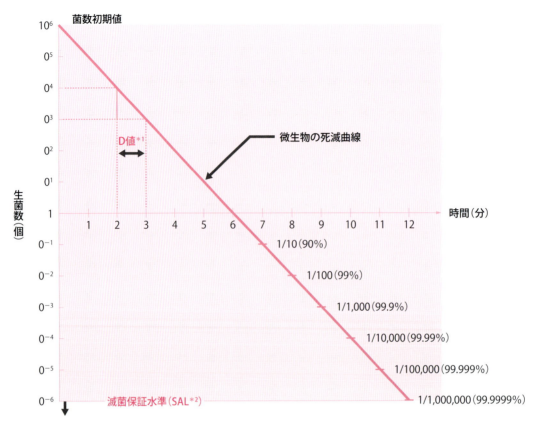

*1 D値：微生物数を1/10にするのに必要な滅菌時間　　*2 SAL：Sterility Assurance Level
図4　滅菌保証水準（SAL）の概念

している。

## D-1　滅菌の概念

　滅菌後の器材が本当に滅菌されたかを1つ1つ培養などによって検証することはできない。培養などで検証すれば、その器材を患者に使用するには、再び滅菌をしなければいけなくなり、堂々巡りになってしまう。そこで、滅菌後の器材が100万個あった場合、その1つくらいは微生物が残っていても許容しよう、という概念が確立された。つまりは「100万分の1の確率で滅菌されていないかもしれないが、そのレベルまでの滅菌は保証しよう」という考え方で、これがいわゆる滅菌保証水準、すなわちSterility Assurance Level（SAL）である。

　SALをより詳しく説明すると、例えば、滅菌前の器材があったとしよう。この器材には100万個の微生物が付着している。これをある滅菌法によって滅菌するのだが、この滅菌法では微生物数を10分の1にするのに1分かかるとする。つまり、100万個の微生物は

滅菌開始から1分後には10万個に減り、2分後には1万個、3分後には1,000個…、6分後には1個まで減少する。SALは100万分の1の"確率"で微生物が残っていても許容するという確率の概念であるから、この続きがある。6分間で微生物が1個まで減った器材に、さらに1分間（トータル7分間）の滅菌を行ったとする。すると微生物数は0になるのは確かだが、理論上は0を通り越して、10分の1個にまで減ることになる。8分後では100分の1個、9分後では1,000分の1個となり、12分間で100万分の1個まで減少する。微生物が100万分の1個まで減ったということは、「滅菌開始後6分間が経過した100万個の器材（この時点では1個の器材に1個の微生物がいることになるので、トータルで100万個の微生物がいる）を、さらに6分間の滅菌をすると、100万個の器材のうち1個には微生物がまだ存在している」と同義である。つまり、これがSALということになり、1分間の滅菌によって微生物数を10分の1にする滅菌法だと12分間で、滅菌の保証が成り立つ。この滅菌の概念を図式化したのが図4である。

## D-2 医療現場における滅菌方法

医療現場で実施される主な滅菌方法とそれぞれの特徴を表2に示す。これらの滅菌方法の中では高圧蒸気滅菌が最も頻用されている。一定の温度と圧力下で飽和水蒸気によりタンパク質を変性させることで微生物を殺滅する方法で、滅菌剤は飽和水蒸気のため費用が安価で、残留毒性がないことから高温・高湿・陰圧に耐えられる器材に対しては第一選択となる。

合成樹脂製の器材や部分的に合成樹脂が用いられた器材など、高圧蒸気滅菌の条件に耐えられない器材に対しては低温滅菌法が選択される。低温滅菌法の中でも酸化エチレンガス（Ethylene Oxide Gas：EOG）滅菌は高圧蒸気滅菌と並んで多用されてきたが、滅菌剤であるEOGは人体に毒性があり、発がん性もある。このため特定化学物質に指定されており、使用施設には特定化学物質障害予防規則により作業環境濃度測定や使用者の健康管理などが義務付けられている。また、滅菌後に残留したEOGを排除するためのエアレーション（空気置換）が必要であり、長い場合は12時間もの時間を要することもある。そのため、EOGに代わる滅菌剤の要求は潜在的に高く、2000年頃より過酸化水素低温ガスプラズマ滅菌が普及してきた。また、近年では過酸化水素や過酢酸含有過酸化水素、ホルムアルデヒドなどを滅菌剤とした新しい滅菌法も登場している。中でも過酸化水素や過酢酸含有過酸化水素を滅菌剤とした滅菌法は、最終生成物は水と酸素であり、滅菌後のエアレーションも必要ないため、EOGよりも遥かに毒性が低く、短時間で滅菌が可能であり、実用性が高まっている。

表2 医療現場で実施される主な滅菌方法

| 滅菌方法 | | 原理 | 適用 |
|---|---|---|---|
| | 高圧蒸気滅菌（オートクレーブ） | 一定の温度と圧力の飽和水蒸気で加熱することにより微生物のタンパク質を変性させて微生物を殺滅する方法 | ●鋼製小物<br>●繊維製品<br>●ガラス製品<br>●プラスチック製品や合成樹脂製品（一部）<br>●ゴム製品（一部）<br>●液体（専用の装置） |
| 低温滅菌法 | EOG滅菌（酸化エチレンガス滅菌） | 酸化エチレンガス（EOG）によって、微生物の生命活動に不可欠な細胞タンパク質や核酸酵素分子をアルキル化することにより微生物を殺滅する方法 | ●繊維製品<br>●ガラス製品<br>●光学器械<br>●プラスチック製品<br>●ゴム製品 |
| | 過酸化水素低温ガスプラズマ滅菌 | 過酸化水素（$H_2O_2$）に高周波エネルギーを組み合わせて低温プラズマ状態を作り出し、活性種フリーラジカルの作用により微生物を殺滅する方法 | ●鋼製小物<br>●ガラス製品<br>●光学器械<br>●電子機器<br>●プラスチック製品や合成樹脂製品<br>●ゴム製品 |
| | 過酸化水素ガス低温滅菌 | ガス化した過酸化水素（$H_2O_2$）の酸化作用により微生物を殺滅する方法 | ●鋼製小物<br>●ガラス製品<br>●光学器械<br>●電子機器<br>●プラスチック製品や合成樹脂製品<br>●ゴム製品 |
| | LTSF滅菌（低温蒸気ホルムアルデヒド滅菌） | 十分な空気除去と予備加熱の後に、飽和水蒸気へホルムアルデヒドを混合し、微生物の生命活動に不可欠な細胞タンパク質や核酸酵素分子をアルキル化することにより微生物を殺滅する方法 | ●鋼製小物<br>●繊維製品<br>●ガラス製品<br>●光学器械<br>●電子機器<br>●プラスチック製品や合成樹脂製品<br>●ゴム製品 |
| | ろ過滅菌 | ろ過装置（滅菌用フィルタ）を用いて微生物を除去する方法 | ●液体（輸液、滅菌水など）<br>●気体<br>●可溶性で熱に不安定な物質を含む培地など |
| | 乾熱滅菌 | 乾熱空気中で加熱することにより微生物を殺滅する方法 | ●鋼製小物<br>●繊維製品<br>●ガラス製品<br>●鉱油、油脂など |
| 化学的滅菌剤による滅菌 | | ＜過酢酸＞<br>酸化作用により微生物を殺滅する方法 | ●軟性内視鏡<br>●鋼製小物<br>●ガラス製品<br>●プラスチック製品や合成樹脂製品 |
| | | ＜グルタラール＞<br>菌体タンパク質をアルキル化することにより微生物を殺滅する方法 | ●内視鏡<br>●鋼製小物<br>●ガラス製品<br>●プラスチック製品や合成樹脂製品 |

| 適用外 | 備考 |
|---|---|
| ●耐熱性がないもの<br>●耐水性がないもの<br>●無水油（ヒマシ油、油製品など）<br>●粉末<br>●陰圧に耐えられないもの | ― |
| ●液体<br>●陰圧に耐えられないもの | ●残留毒性があり、エアレーションが必要<br>●作業環境に関する規制あり |
| ●セルロース類<br>　（紙、リネン類、ガーゼ、木綿、スポンジなど）<br>●粉体や液体<br>●陰圧に耐えられないもの | ●専用の包装材料が必要<br>●内腔のある器材には必要に応じてブースターを取り付ける（機種、条件による） |
| ●セルロース類<br>　（紙、リネン類、ガーゼ、木綿、スポンジなど）<br>●粉体や液体<br>●陰圧に耐えられないもの | ●専用の包装材料が必要 |
| ●耐水性がないもの<br>●陰圧に耐えられないもの<br>●液体<br>●ポリカーボネート、変性ポリカーボネート<br>●条件により使用不可能な素材：<br>　一部の樹脂、酢酸セルロース、ポリアミド、ナイロン6<br>●繰り返し滅菌により劣化などするもの：<br>　シリコン、塩化ビニール | ●滅菌コンテナは適用外 |
| ●使用するフィルタを通過する微生物が存在するもの | ●用途にあった滅菌用フィルタの選定が必要 |
| ●天然ゴム<br>●生ゴム<br>●耐熱性がないもの | ●エンドトキシンを不活化できる<br>●湿熱よりも物質への浸透が悪く、高温、長時間を要する |
| ●天然ゴム<br>●生ゴム<br>●鉄、銅、真鍮、亜鉛鋼板、炭素鋼 | ●使用前に濃度チェックが必要<br>●材質適合性の確認が必要 |
| ●炭素鋼の24時間以上の浸漬 | ●残留毒性に注意<br>●使用前に濃度チェックが必要 |

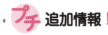 **追加情報！**

**真空脱気式高圧蒸気滅菌器と重力加圧脱気式高圧蒸気滅菌器**

　滅菌器の庫内（チャンバー）に医療器材を入れ、蓋を閉めると当然のことながら、チャンバーには空気が共存しています。空気が存在すると飽和水蒸気を注入する際に邪魔となるため、この空気をすべて取り除いたうえで飽和水蒸気を入れると、理論上は対象となる医療器材表面のすべてに飽和水蒸気が行き渡り、すべての微生物を比較的短時間に殺滅できます。実際にはチャンバー内の空気をバキュームによってすべて抜き去り、飽和水蒸気で満たす方法（真空脱気式高圧蒸気滅菌器）や、チャンバー内に圧力をかけて飽和水蒸気を注入し、熱い飽和水蒸気が上方に、冷たい空気が下方に溜まる性質を利用し、チャンバー上方から下方へと空気を排除する方法（重力加圧脱気式高圧蒸気滅菌器）が普及しています。

　前者は医薬品製造機関や医療施設における医療器材の再生処理で汎用され、一般的な滅菌条件は134～135℃、8～10分間で運用されています。後者は医療施設内の微生物検査室における培地や廃棄物の滅菌、薬剤部における院内調製薬の滅菌などに用いられています。重力加圧脱気式高圧蒸気滅菌器は真空脱気式高圧蒸気滅菌器と比べて、空気除去率が低いため、医療器材の滅菌には適しません。

**追加情報！**

**化学的滅菌**

　滅菌に準じる化学的処理法として消毒薬を用いた滅菌法（以下、化学的滅菌）があります。化学的滅菌に使用可能な消毒薬としてはグルタラール（グルタルアルデヒド）、過酢酸、次亜塩素酸ナトリウムなどが挙げられますが、これらの滅菌剤としての利用は停電の場合や緊急時など、高圧蒸気滅菌などが行えない場合に限定されます。なお、フタラール（オルトフタルアルデヒド）は芽胞に対する効果が弱いので、化学的滅菌には適しません[11]。

### 過酢酸の滅菌分野への応用

2017年、新しい低温滅菌器として過酢酸含有過酸化水素「ステリリキッド」を滅菌剤とした過酸化水素滅菌器「ステリエース100」が日本で認証を受けました。従来の過酸化水素低温ガスプラズマ滅菌、過酸化水素ガス低温滅菌に用いられる過酸化水素濃度は50～70％であるのに対し、ステリリキッドは過酢酸が過酸化水素と酢酸、水との平衡混合物として存在する（化学平衡）原理を応用した（p27参照）滅菌剤で、過酢酸を含有することにより低濃度（8％）の過酸化水素濃度で滅菌を可能としています。さらにプラズマを利用することで効率的に薬剤を分解するため、残留が少なく、高い安全性が期待できます。

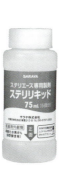
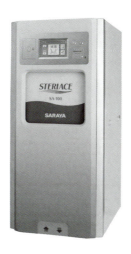
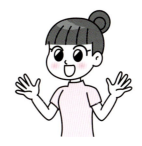

# 3 中央滅菌供給部門とは

吉田葉子

## A 中央滅菌供給部門の意味

使用済み医療器材は再生処理を専門に実施する部門に集め、訓練を受けたスタッフにより洗浄や滅菌されることが望ましいことから、そのような部門を英語では Central Sterile Supply Department（CSSD）と示される。日本語では中央滅菌供給部門などと訳されるが、日本における実際の医療現場においては、中央材料室（略して中材）や材料部、滅菌材料室など様々な名称で呼ばれている。本書においては便宜上、"材料部"と呼称する。

## B 再生処理の一元化の意味（一次洗浄の廃止）

日本では使用済み器材は看護師などの医療従事者が外来や病棟などで一次洗浄し、材料部へ搬入する方式が伝統的であった。これは材料部スタッフの業務軽減にはつながるが、様々な問題をはらんでいる（表3）。そのため、近年では外来や病棟での一次洗浄を廃止

**表3 一次洗浄の問題点**

1. 一次洗浄を担当する医療従事者が汚染物に含まれる病原体に曝露され、職業感染につながる危険性が高い。

2. 一次洗浄を担当する医療従事者は専門職ではないことが多く、洗浄作業に不慣れであり、再生処理の質の保証が困難である（不適切な扱いにより器材に不具合が発生、洗浄効果のばらつき、洗浄前の消毒によるタンパク質汚れの固化）。

3. 一次洗浄するエリア（外来や病棟）は患者と直接あるいは間接的に接触する機会が多く、交差汚染の原因となる。

4. 病棟や外来における本来の業務に影響があり、非効率である。

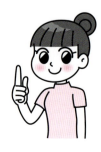

し、使用済み器材を専用コンテナなどに密封して材料部へ運搬する、いわゆる再生処理の中央化が大・中規模病院を中心に普及している。これにより、専門の訓練を受けたスタッフにより洗浄から消毒・滅菌、保管、払い出しまでの再生処理業務を一元化することが可能となり、責任の所在の明確化、品質管理の向上につながる。また、現場においても本来業務に集中することが可能となり、患者安全、医療の質向上にもつながる。

厚生労働省は『平成17年2月1日付け医政局指導課長通知（医政指発第0201004号）』の留意事項において現場での一次洗浄は極力行わずに、可能な限り中央部門で一括して十分な洗浄を行うことを勧めている。通知から13年が経過した現在においても一次洗浄の完全廃止には至っていないが、公益財団法人日本医療機能評価機構における評価項目や日本医療機器学会の『鋼製小物の洗浄ガイドライン2004』などにおいても再生処理の中央化を推奨し、学会や研究会による啓蒙活動も功を奏し、中央化の促進に貢献している。器材の選定、再生処理、管理のすべてにおいて質を保証することによって、医療器材は常に安全かつ正常な機能が保たれ、安全な医療の提供につながる。

## C 中央滅菌供給部門（材料部）の業務・役割

外来や病棟など臨床現場に供給された医療器材は、安心安全な物品として患者に使用されている。この安心安全を確保・維持するためには、常に厳しいリスク管理を徹底している材料部スタッフの努力があることを忘れてはならない。材料部の主たる業務は医療器材の回収・洗浄・点検・組み立て／包装・滅菌・供給である（図5）。医療施設によっては施設内の医療器材の標準化や合理的な物品管理、新規購入器材の選定などまで任される場合もある。医療の高度化に伴い、新しい医療器材や機器、複雑な構造を有する器材が増加している。また、再生処理の中央化により、軟性内視鏡のような精密機器も材料部で処理する施設が増えている。材料部はそのような状況において常に安全な医療を担保するために、施設内で使用されるすべての器材を確実に安全に提供するという、大変重要な役目を果たしている。

元来、多くの材料部スタッフは特別な資格を持たずに、経験と伝承によって技術を身に付ける場合が多かったが、現在の医療においては理論と根拠に裏付けされた業務が求められる。患者安全を促進するために、再生処理の専門家として業務の重要性を再認識し、新しい知識習得のための研鑽を積むことや人材育成も、材料部スタッフの大きな役割のひとつである。また、近年では材料部業務を外部へ委託する施設が多く、委託企業の材料部スタッフは委託元の医療施設との良好な関係の確立と、信頼性の高い物品管理も役割として求められる。

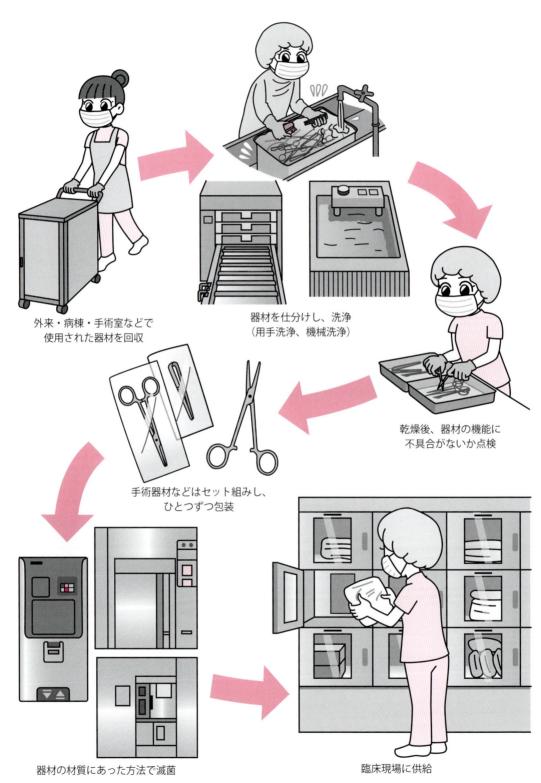

図5 材料部の業務

# D 臨床現場と中央滅菌供給部門（材料部）の関係

　臨床現場で患者に使用された医療器材のうち単回使用器材（Single Use Device：SUD）は感染性廃棄物として廃棄され、鋼製小物などの再使用可能器材は洗浄や滅菌のために材料部に返却される。器材を搬送する際には周囲への汚染防止のために、密閉性の高い専用コンテナを使用する。材料部に搬送された器材は、個数が数えられ、構造や材質により仕分け後、洗浄・乾燥される。洗浄法は器材の種類や構造、材質によりウォッシャーディスインフェクター（Washer-Disinfector：WD）などによる機械洗浄もしくは用手（浸漬）洗浄と機械洗浄を組み合わせた洗浄など、適切に選択される。その後、消毒のみでよい器材は消毒後、乾燥して保管される。滅菌が必要な器材は、洗浄・乾燥後、器材の機能に不具合はないか、サビなどが発生していないか点検され、組み立て、包装、滅菌される。滅菌法は耐熱性・耐水性の器材は高圧蒸気滅菌、熱に弱い器材は低温滅菌が選択される。滅菌後は臨床現場ごとに仕分け後、払い出され、保管される。そして、また患者へ使用される。

　このような医療器材の再生処理が円滑に行われるためには、臨床現場と材料部の協働が欠かせない。材料部における洗浄を効率的に行うためには、臨床現場における使用済み器材の汚染物の乾燥・固化防止対策が非常に重要である。また、滅菌物は無菌性が損なわれないよう注意して取り扱われなければならない。その重要性や具体策は、材料部スタッフが中心となって臨床現場のスタッフに伝える必要がある。また、臨床現場のスタッフは安心して医療器材を使用するため、その重要性を理解し、適切な運用に努めることが重要となる。

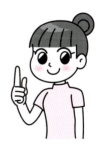

# 4 医療器材の保管・管理

吉田葉子

## A 器材の点検

　鋼製小物など再使用可能器材の多くがステンレスやチタン、セラミックなどで製造されており、数年以上の耐久年数がある。しかし、粗雑な取り扱いや不良ロットによる耐久性の短縮などで、短期間で破損や機能低下が認められることがあり、医療事故の原因ともなりかねない。このような器材の品質低下や異常をいち早く察知するためには、点検が必須である。通常、点検は材料部業務の一環として滅菌前に実施される。しかし、実際の鋼製小物の点検に統一的な基準はなく、材料部スタッフの判断に任されていることが多い。あくまでも個人的な感覚による判断であるため、スタッフの退職や配置転換などにより、点検の質に差異を生じる可能性がある。そのため、点検の手順などを明確にし、マニュアル化することによって一定の水準を保つことが望まれる（p43 プチ追加情報！参照）。

## B 器材の保管・管理

　日本の多くの医療施設では、滅菌物に使用期限を設定している。これは、米国疾病管理予防センター（Centers for Disease Control and Prevention：CDC）が1970年代前半に報告した滅菌物の安全保存期間の研究結果に基づいて定着した概念で、時間の経過とともに滅菌の質保証に変化が生じるとする考え方である。これを時間依存型無菌性維持（Time Related Sterility Maintenance：TRSM）と呼び、その安全保存期間は、滅菌バッグで1～3ヵ月、不織布は1ヵ月、二重包装の綿布は2週間、金属缶は1週間（p49参照）などと報告されている。しかし、その後の研究などから包装された滅菌物の無菌性が破綻するのは、時間的な経過によるのではなく、滅菌物が汚染される可能性のある事象（イベント：包装材料、包装形態、保管条件、搬送方法、取り扱い方法など）の有無が重要との考え方に推移している。これを事象依存型無菌性維持（Event Related Sterility Maintenance：ERSM）と呼び、滅菌物に使用期限を設定せずに管理する考え方である。以前に比べて包装材料が

進化し、保管技術も格段に向上したため、特別なイベントがない限りは、無菌性が維持されるという概念である。ERSMの合理性は世界的にも認められ、ISO11607：1997でも「最終包装完全性の喪失は、通常TRSMというよりERSMと考えられている」としている。

　ERSMの実現に最も重要なのは適切な保管・管理である。滅菌物は隔壁を有し、人の出入りを制限した場所（滅菌物保管区域）で保管すべきであり、滅菌済みの清潔物品以外のものと一緒に保管してはならない。また、床の上、窓枠の上、作業台や受付カウンターなどに放置したり、内壁に立てかけて保管してはならない。滅菌物は、細菌などで汚染されている床から最低20cm以上、埃や湿度が高い天井からは45cm以上、結露対策として外壁からは5cm以上は離しておくことが望ましい。また、使用頻度が低い滅菌物は扉や蓋のある保管棚（キャビネット）で保管する。人の通行を制限し、埃などが包装材料に付着しない場合は開放型の棚を用いてもよい。滅菌物を保管するうえで、担当者を配置し、定期的に管理状況を確認するのも有効性が高い。包装材料がつぶれていたり、曲がっていたり、圧力がかかっていたりしていないかをチェックし、無菌性の確認を維持することが重要である。

## プチ追加情報！

**ITを利用した医療器材の品質管理**

　医療器材の品質管理を徹底するには、医療器材のひとつひとつにIDなどを付与し電子的に管理するのが理想です。近年では手術処置用鋼製小物に二次元シンボル表示を刻印したり、ICタグを取り付け、これらをスキャンすることによってデータ化し品質管理する施設もあります。二次元シンボルやICタグは非常に小さく医療処置に影響を与えないよう工夫されていますが、器材名やメーカー名、製造番号、ロット番号、購入年月日はもちろん、材質などの詳細情報、滅菌法、破損・修理履歴などさまざまな情報が入っています。

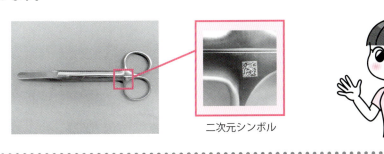

二次元シンボル

## C 滅菌物の保管環境

　滅菌物は、患者に使用する必要が生じるまでの間、臨床現場でも保管される。特に、湿度、汚れ、裂け目などの物理的破損には十分な注意が必要であり、臨床現場のスタッフ教育が重要となる。

　包装材料は透水性があり、水を介して微生物が滅菌物を汚染する可能性があるため、湿気の多い場所や水が付着するような環境での保管は避けるべきである。また、包装内部は無菌であっても表面には埃や微生物が付着し、開封動作により滅菌物が汚染される可能性も考慮しなければならない。このような視点から、滅菌物は湿度が一定に管理されており、埃などが蓄積しない清潔な環境で管理されるのが理想である。

　また、滅菌物を重ねたり、他の物品を上に置いたりすると、包装材料の破損の原因になる。輪ゴムで束ねたり、滅菌バッグの表面にフェルトペンなどで文字を記載することも無菌性の維持が困難になるため、不用意に行ってはいけない。滅菌物は縦に立てかけるよう収納し、上から過剰な負荷がかからないよう管理する必要がある（図6）。

　臨床現場への搬送の際も、専用のカートなどを利用して、できる限り滅菌物が汚染されない状態を保つことが肝要である。滅菌物を脇に挟んだり、大量の滅菌物を抱えて運んだりするのは、包装材料表面が汚染されるだけではなく、落下により包装材料の破損にもつながるため禁忌である。

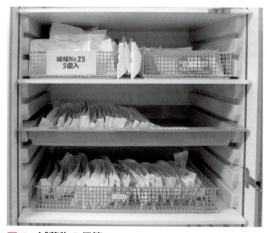

図6　滅菌物の保管

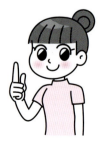

## 参考文献

1) 小林寛伊，永井　勲，吉田理香ほか：シングルユース（単回使用）器材の再滅菌使用に関する課題―第5回の調査に基づいて―．医機学 84（4）：420-436，2014
2) 厚生労働省：平成29年7月31日　Press Release　単回使用医療機器の「再製造」に関する新しい制度を創設します，別添　単回使用医療機器（Single-use device：SUD）の再製造について（概要）
3) Rutala WA：APIC guideline for selection and use of disinfectants. 1994, 1995, and 1996 APIC Guidelines Committee. Association for Professionals in Infection Control and Epidemiology, Inc. Am J Infect Control 24（4）：313-342, 1996
4) Lawson PA, Citron DM, Tyrrell KL et al：Reclassification of *Clostridium difficile* as *Clostridioides difficile*（Hall and O'Toole 1935）Prévot 1938. Anaerobe 40：95-99, 2016
5) Siegel JD, Rhinehart E, Jackson M et al：Management of multidrug-resistant organisms in health care settings, 2006. Am J Infect Control 35（10 Suppl 2）：S165-193, 2007
6) Takigawa T, Endo Y：Effects of glutaraldehyde exposure on human health. J Occup Health 48(2)：75-87, 2006
7) 大石貴幸，四宮　聡，伏見　了ほか：アデノシン三リン酸測定器および試薬間における相関関係と医療分野における適切な活用．環境感染誌 28（5）：285-289，2013
8) Garner JS, Favero MS：CDC Guideline for Handwashing and Hospital Environmental Control, 1985. Infect Control 7（4）：231-243, 1986
9) Rutala WA, Weber DJ, Healthcare Infection Control Practices Advisory Comittee（HICPAC）：Guideline for Disinfection and Sterilization in Healthcare Facilities, 2008, CDC Guideline
10) Cheetham NWH, Berentsveig V：Relative efficacy and activity of medical instrument cleaning agents. Australian Infection Control 7（3）：105-112, 2002
11) 尾家重治，神谷　晃：アルデヒド系消毒薬の殺芽胞効果．環境感染誌 18（4）：401-403，2003
12) Venticinque SG, Kashyap VS, O'Connell RJ：Chemical burn injury secondary to intraoperative transesophageal echocardiography. Anesth Analg 97（5）：1260-1261, 2003
13) Sokol WN：Nine episodes of anaphylaxis following cystoscopy caused by Cidex OPA（ortho-phthalaldehyde）high-level disinfectant in 4 patients after cytoscopy. J AllergyClin Immunol 114（2）：392-397, 2004
14) 一般社団法人日本医療機器学会：医療現場における滅菌保証のガイドライン 2015
15) Ryan CK, Potter GD：Disinfectant Colitis. Rinse as well as you wash. J Clin Gastroenterol 21（1）：6-9, 1995
16) ジョンソン・エンド・ジョンソン株式会社：重要なお知らせ http://www.jjasp.jp/common/pdf/products/disinfection/disopa/200412.pdf

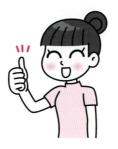

# Part 2 臨床現場における器材の取り扱い

# 1 医療器材を使用する前に

細田清美

　医療現場で使用する滅菌物には、材料部で滅菌され払い出された再使用可能器材と、単回使用器材（Single Use Device：SUD）として製品化された診療器材や衛生材料がある。材料部から払い出される滅菌物の場合は、払い出される前に滅菌工程の記録やインジケータの変色などにより滅菌済みであることが確認されている。同様にSUDとして製品化された診療器材や衛生材料についても出荷前に滅菌済みであることが確認されている。

　臨床現場では、医療器材は当然のことながら滅菌されていることを前提に使用しているが、部署での保管期間や保管状況、包装材料の種類により滅菌状態が保持されているとは限らないため、滅菌物は安全であると過信して使用することは避けたい。滅菌物を扱うには無菌性を破綻させない取り扱いに注意するとともに、最終的には使用者自身が使用直前に滅菌が保証された器材であることを確認することが重要である。

　確認すべきポイントは下記3点に大別される。

❶ 有効期限に問題はないか
❷ 化学的インジケータの変色に問題はないか
❸ 滅菌物の外観に異常はないか

　なお、診療器材や衛生材料の必要数を定数化し、カードやバーコードで消費・在庫管理と必要数の供給を行う院内物流管理（Supply Processing & Distribution：SPD）システムを導入している施設も増えている。このSPDシステムでは主に、SPD業者（院外の担当者）が院内外の倉庫や物流センターから直接使用部署へ診療器材や衛生材料を搬送するため、SPD業者にも施設の状況に合わせた滅菌物の搬送や管理、取り扱いなどについて周知する必要がある。

　また、材料部から払い出された滅菌物やSPDから搬送されたSUD類は、使用直前まで使用部署で保管・管理され、必要な時に患者のもとまで運ばれる。滅菌の質保証のためにはこれらすべての工程において適切に取り扱わなければならない。

## A 滅菌物の有効期限

### A-1 有効期限の考え方

　滅菌物の有効期限（安全保存期間）の考え方としては、包装形態などの条件に基づいて時間を設定する時間依存型無菌性維持（Time Related Sterility Maintenance：TRSM）と、時間の経過ではなく滅菌物が汚染された可能性や事象の発生により滅菌が破綻したと考える事象依存型無菌性維持（Event Related Sterility Maintenance：ERSM）が知られている。

#### ❶ TRSM

　包装材料や包装形態に応じて有効期限を設ける考え方である。包装材料には、滅菌バッグ、不織布、綿布、滅菌コンテナが使用されるが、それぞれの経時劣化のリスクに応じて有効期限を設定されることが多い。一般的には表1に示すような期間が設定されるが[1]、実際は滅菌方法、包装材料、包装形態、保管条件などを総合的に考慮して、各施設の責任の下に設定する必要がある。有効期限をあらかじめ決めるため、使用していない滅菌物でも期限を過ぎると再滅菌が必要であり、労力と費用が発生する。

表1　包装材料の種類による滅菌物の有効期限

| 包装材料 | 滅菌の有効期限 |
|---|---|
| 滅菌バッグ | 1〜3ヵ月 |
| 不織布（二重包装） | 1ヵ月 |
| 綿布（モスリン140番の二重包装） | 2週間 |
| 金属缶 | 1週間 |
| 滅菌コンテナ | 6ヵ月（一般的な目安） |

（文献1より作表）

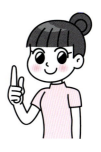

## ❷ ERSM

　無菌性が破綻する事象（イベント）がなく、適正な管理下であれば一旦滅菌された器材は、いわば半永久的に滅菌物とする考え方である。有効期限を設定しないため、一定の保存期間が経過した際の再滅菌が不要であるため経済的ではあるが、搬送および保管などの際に発生する"滅菌を破綻させる事象（イベント）"を管理することが難しい。また、保管庫に長期間入れっぱなしにされていた滅菌物が本当に無菌状態を維持しているのか、ゴム製品など経年劣化が生じる材質の器材が本来の機能が果たせる状態であるのかなどは、見た目で判断することが困難である。

## ❸ 有効期限の決め方

　TRSM、ERSMのどちらを採用するかは施設の状況に応じて、滅菌物を長期間保存しない効率の良い運用方法を考慮して判断する。2007年の調査では、日本では98.0％の施設においてTRSMによる管理を採用していると報告されているが[2]、近年、包装材料の素材革新と現場環境の整備、また欧米におけるISOの提唱もあり、ERSMによる管理が普及しつつある。

　なお、ERSM導入の際には長期保管による再滅菌に係る労力と費用の削減に注目しがちであるが、搬送、保管、取り扱いなどの管理方法、滅菌を破綻させる事象の指標について一般化しておく必要がある。さらに、器材の機能性の保持など安全性についても考慮し、TRSMとERSMを組み合わせた有効期限の設定も検討する必要がある。

---

### プチ追加情報！

**TRSM管理施設における有効期限の管理**

　TRSMにより滅菌物管理をしている施設では、決められた有効期限を遵守しなければなりません。滅菌物の有効期限を確実に遵守するための工夫のひとつとして、期限切れを表でチェックする方法があります（右表）。

　簡単な表ですが、滅菌物の有効期限管理の意識と不良在庫の削減につながります。感染防止対策地域連携加算のチェック項目表[3]でも問われますが、実践の証として記録に残すことはとても重要です。

## A-2　有効期限の見方と管理

　院内で再生処理された滅菌物を使用する際は、TRSM や ERSM に基づき院内で決められた有効期限を遵守する。また、SUD の有効期限は、単に滅菌期限ではなく製品の品質保持期間も考慮する必要がある。それぞれの滅菌物における有効期限の表示方法は多様なため、見方を習得することが重要である。

### ❶ 病院内で滅菌された滅菌物の場合

　TRSM により管理されている場合は、滅菌物に滅菌日と有効期限が印字されている（図1）。使用直前に院内で取り決められた基準の範囲内であることを確認する。

　ERSM により管理されている場合は、有効期限は表示されていないことが多い。この場合であっても長期保存により外観に変化がないかなどの確認が必要である。

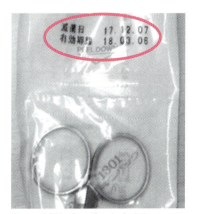

図1　滅菌バッグに印字されている滅菌日と有効期限の例

### ❷ SUD の場合

　SPD システムが導入されている施設では、カードやバーコードなどで有効期限や定数が管理されているため、臨床現場での在庫や有効期限の管理業務は不要である。しかし、製品に貼付されている SPD 管理のバーコードやシールが剥がされた（施設の購入）時点から、有効期限や在庫の管理が必要となるため、SPD システムを導入している施設であっても有効期限の表示を正しく読み取り管理できることは重要である。

　SUD として製品化された診療器材や衛生材料には、外箱および個々のパッケージに

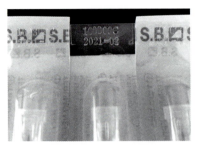

図2　個包装の有効期限の表示

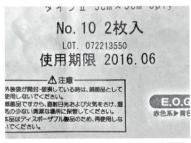

図3　日本語による使用期限（有効期限）の表示

❶

図4　EXPによる有効期限の表示

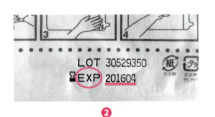

❷

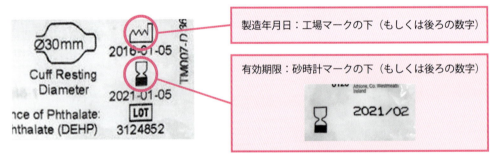

図5　図のみによる製造年月日と有効期限の表示

LOT番号や有効期限が記載されている（図2〜7）。表示方法は、図3のように使用期限（有効期限）が日本語表記でわかりやすいものもあれば、図4-❶、❷のように有効期限をEXP（Expiration Date）と英略語で示されているもの、図5のように製造年月日と有効期限が図で示されているものなどさまざまである。図6のUse By（Use By Date）は、品質保証期限を示し、有効期限でもある。輸入製品の一部では、製造年月日もしくは滅菌日のみが表示されており、有効期限の記載がないものもある（図7）。ERSMの考え方から製造元では有効期限が設定されていないためであるが、管理方法や取り扱い、器材の性能などの問題がある場合は院内でルールを設ける必要がある。

なお、SUDとして製品化された診療器材や衛生材料は、有効期限が長期に設定されているものも多くある。各部署では、専用の保管棚などで保管・管理し、滅菌された日が古い

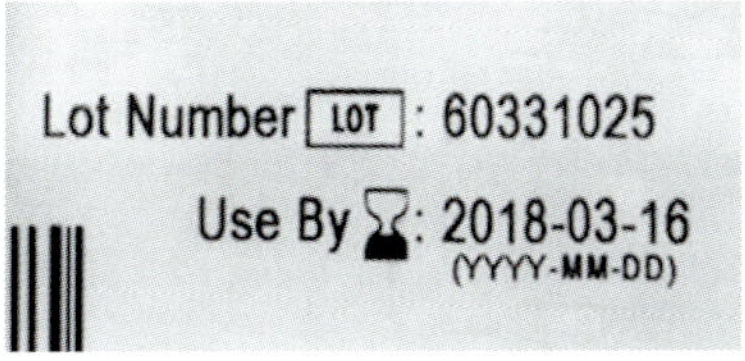

図6　Use Byと図による有効期限の表示

図7　製造年月日（滅菌日）のみの表示

ものから使用する、在庫はできるだけ少なくするなどの管理が必要である。定期的に棚の清掃を行い、使用頻度が少ない物品が棚の奥で埃をかぶっているようなことがないように注意する。また、棚の奥から埃をかぶった古い物品が出てきた場合は、例え滅菌バッグに入っていても滅菌の質保証ができないため使用してはならない。

### 現場あるある！

**長期保管されていたSUDの取り扱い**

　臨床現場で保管されているSUDの中には、有効期限が長期に設定されているものがあります。ときに、長期間保管されていて有効期限内ではあるが、使用して良いのか、使用しない方が良いのか迷うものに遭遇しませんか？　パッケージが古くなったものは滅菌の質保証ができませんので、使用してはいけません。また、SUDをただ「期限切れだから」という理由で安易に再滅菌することは非常に危険です。

　使用頻度が少ない物品は可能な限り在庫を減らす取り組みも必要です。

## B　滅菌インジケータ

　材料部では適切に滅菌されていることを確認するために、❶物理的インジケータ、❷化学的インジケータ（Chemical Indicator：CI）、❸生物学的インジケータ（Biological Indicator：BI）を使用し、総合的に判断している。物理的インジケータは滅菌器の運転工程の記録、BIは各滅菌法に対し最も抵抗性を示す細菌芽胞の死滅を確認する方法であり、材料部でのみ確認される。CIは滅菌剤（蒸気やガス）の浸透や、滅菌工程を通過したかを色調の変化で確認する指標である。CIの変色は材料部から払い出される前にももちろん確認されているが、臨床現場でも使用者が使用直前に確認することで滅菌の質保証につながる。

##  B-1　化学的インジケータ（CI）の見方

　臨床現場で目にするCIには、滅菌バッグに印刷されているCI（表2）や滅菌物外部に貼付されているテープ（表3）と、包装内部に挿入されるカードタイプのCI（表4）がある。滅菌方法により専用品があり、それぞれ変色パターンも異なる。

　臨床現場では滅菌物の使用者が使用直前に責任を持ってCIの変色を確認する。変色が完全でないものは滅菌不良の可能性があるため、使用せずに材料部に返却する。

**表2　滅菌バッグに印刷されているCIの変色例**

| 滅菌方法 | 滅菌前 | 滅菌後 |
|---|---|---|
| 高圧蒸気滅菌 | | |
| 高圧蒸気滅菌・酸化エチレンガス滅菌共通 | | 高圧蒸気滅菌／酸化エチレンガス滅菌 |
| 過酸化水素低温ガスプラズマ滅菌 | | |
| 過酸化水素ガス低温滅菌（過酢酸含有過酸化水素ガス滅菌器専用） | | |

表3 滅菌物外部に貼付される滅菌テープの変色例

| 滅菌方法 | 滅菌前 | 滅菌後 |
|---|---|---|
| 高圧蒸気滅菌 | | |
| 酸化エチレンガス滅菌 | | |
| 過酸化水素低温ガスプラズマ滅菌 | | |

表4 包装内部に挿入されるカードタイプのCIの変色例

| 滅菌方法 | 滅菌前 | 滅菌後 |
|---|---|---|
| 高圧蒸気滅菌 | | |
| 酸化エチレンガス滅菌 | | |
| 過酸化水素低温ガスプラズマ滅菌 | | |
| 過酸化水素ガス低温滅菌（過酢酸含有過酸化水素ガス滅菌器専用） | | |

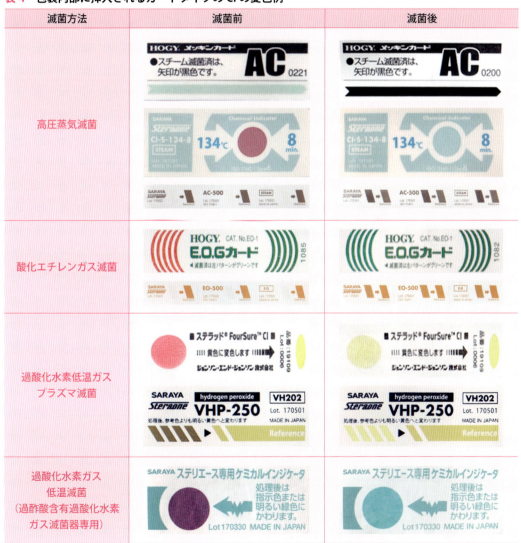

## C 滅菌物の外観チェック

　滅菌物を使用する前には、外観に異常がないかチェックすることは基本である。包装材料に破損、水濡れ、シミなどがないことを確認し、異常があるものは滅菌物として使用してはならない。滅菌バッグに破損や水濡れがある場合は無菌性が破綻している可能性がある。滅菌バッグにシミが付着している場合は、いったん水濡れしたものが乾燥した可能性や、洗浄不十分な器材に残っていた血液などの汚れが高圧蒸気滅菌の蒸気によって滅菌バッグに付着した可能性がある[4]。また、滅菌バッグの紙とフィルム材が平坦に密着しておらず、シール部にシワができたり、圧着不良により隙間がある場合は、内容物が滅菌されていない可能性や包装内に外気交通ができ無菌性が保持できていない可能性があり、滅菌物として使用してはならない。バッグの破損ではないが、いったん開封され放置された器材についてもすでに無菌性は破綻しているため、未使用品であっても使用してはならない。

　なお、キット化された製品（製品化された中心静脈カテーテル挿入キットなど）の中に、SUDを目的として作られた器材とは思えないほど完成度が高く、再使用可能器材と勘違いしかねない器材が装備されていることがある（図8）。このような器材は、使用した現場で適切に廃棄することが重要である。間違えて材料部に返却されると、「Single use」の記載が非常に小さいため、誤って滅菌処理され、払い出されてしまう可能性がある。よって、臨床現場でも使用前に注意して確認する必要がある。

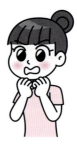

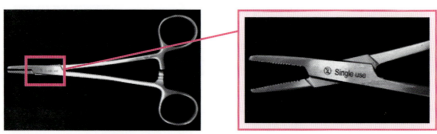

**図8　キット化された製品に装備されたSUDの例**

## D 臨床現場における滅菌物の保管

材料部から払い出された滅菌物やSPDから搬送されたSUD類は、患者に使用される必要が生じるまでの間、臨床現場でも保管される。条件の整った材料部よりもむしろ臨床現場での保管・管理の方が問題となることが多く、臨床現場のスタッフ教育が重要となる。特に、湿度、汚れや破れなどの物理的破損には十分な注意が必要である。

### D-1 保管環境

包装材料は透水性があり、水を介して微生物が滅菌物を汚染する可能性があるため、湿度の高い場所や水が付着するような環境（シンク回りなど）での保管は避けるべきである。また、包装内部は無菌であっても表面に埃や微生物が付着すると、開封動作により滅菌物が汚染される可能性も考慮しなければならない。このような点から、滅菌物は湿度が一定に管理されており、埃などが蓄積しないよう扉付きの清潔な保管棚などに保管されるのが理想である。

スペースを有効に利用して器材を収納するために、ダンボール箱を使用している場面を見かけるが（図9）、ダンボール箱は長期に使用することで埃やカビに汚染されやすい。また、製品などの輸送用ダンボールは、輸送時に害虫や微生物にさらされている可能性があるため、特に滅菌物の管理に使用することは勧められない。

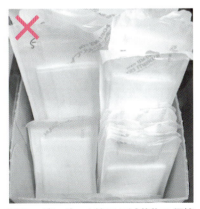

**図9　ダンボール箱での滅菌物の保管**

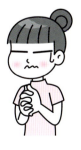

## D-2　保管方法

　滅菌物を引き出しや棚に保管する際は、包装材料を破損しないようゆとりを持って保管することが重要である。滅菌物を重ねたり、折り曲げたり、ほかの物品の上に置いたりすると、包装材料の破損の原因となるため、滅菌物は縦に立てかけるように収納し、上から過剰な負荷がかからないよう管理する（図10）。

　また、滅菌物を輪ゴムで縛って保管することも包装材料の破損の原因となる（図11-❶）。近年、SUDの包装材料はプラスチックなど丈夫な素材になってきているが、輪ゴムによる強い圧迫で包装材料が破損したり、紙とフィルム材の滅菌バッグの場合はシールが剥がれる可能性がある。さらに、1束から1本を取り出す際に包装材が破損する可能性もある（図11-❷）。

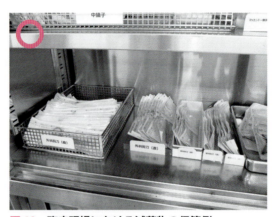

**図10　臨床現場における滅菌物の保管例**

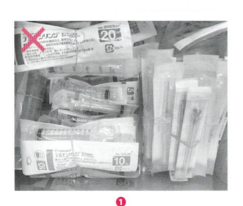
❶

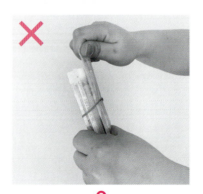
❷

**図11　輪ゴムで束ねられた滅菌物**

# E 滅菌物を取り扱う上での注意点

材料部やSPDから臨床現場に搬送され適切に保管されている滅菌物を、安全な医療器材として患者に提供するためには、滅菌物の無菌性を破綻させない取り扱いが必要である。

 **E-1　滅菌物に触れる前の手指衛生**

滅菌物は大きさや使用部位・用途にかかわらず、無菌操作により不潔にならないように取り扱うことが必要である。外装並びに内容器材が手指に付着している微生物によって汚染されることを防ぐため、滅菌物に触れる前には手指衛生を行う。

### ココがポイント！

擦式アルコール手指消毒剤による手指消毒時、擦り込みが不十分で乾燥していない状態で滅菌物を触ると、包装材料が濡れてしまいます。また、擦式アルコール手指消毒剤は十分に擦り込み、乾燥させなければ消毒効果も十分とは言えません。正しい方法で手指消毒を実施しましょう。

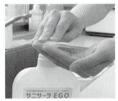
**1** 手指消毒剤適量を手の平に受ける。

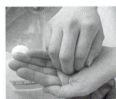
**2** 両手の指先に擦り込む。

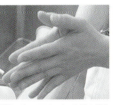
**3** 手の平によく擦り込む。

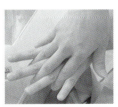
**4** 手の甲にも擦り込む。反対側も同様。

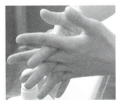
**5** 指の間にもよく擦り込む。

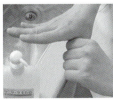
**6** 親指に擦り込む。

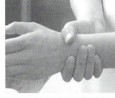
**7** 手首も忘れずに擦り込む。

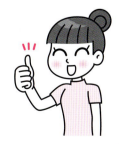

**手指消毒テクニックの一例**

**E-2　滅菌物の水濡れに注意**

　滅菌物の包装材料は、織布、不織布、紙製、紙とフィルム材など多様であるが、紙製などの場合は水濡れによる破損、布製の場合は水分が浸透することで、包装内の器材が汚染される可能性がある。処置やケアに使用する器材やガーゼなどの衛生材料を準備する際には、シンクの周辺など湿気を帯びる可能性のある場所に置かないこと、濡れた手で触らないことが重要である。

 **E-3　滅菌バッグの破損に注意**

　臨床現場で使用する滅菌物は、一般的に紙とフィルム材の滅菌バッグで包装されている。滅菌バッグにその物品を使用する患者情報やケアのための覚書をフェルトペンやボールペンで書くことは、包装材料に穴をあける可能性があるため行ってはいけない。また、材料部からの搬送時や場所を移動して処置や検査を行う際の運搬時に、多くの滅菌物を重ねたり、滅菌バッグを折り曲げたりすると滅菌バッグの破損につながるため、積載方法にも注意する。

 **E-4　滅菌物の落下に注意**

　滅菌物が落下すると滅菌バッグの破損や、床など落下先での微生物汚染や水濡れの可能性があり、無菌性の保持に影響を与える。滅菌物を扱う際は、落とさないように細心の注意を払う必要がある。
　なお、落としてしまった場合には、明らかな汚染がなくても、目に見えない穴が開いたり汚染されている可能性があるため、落下したものは汚染されたと考え、使用しない。

 **E-5　滅菌物の運搬時の汚染に注意**

　滅菌物を材料部から使用部署まで搬送する際は、清潔性が維持できる密閉容器または扉付きカートを使用することが推奨されている[5]。しかし、扉付きカートを使用していない施設もあるのが現状である。また、臨床現場での処置やケア時の必要物品として滅菌物を運搬する場合には、処置用カートを使用することが多く、清潔性の維持が重要となる。このような場合には、滅菌物はカートの上段に積載するなど、埃の舞い上がりによる汚染を極力避けるなどの注意が必要である。

Part 2 臨床現場における器材の取り扱い

① 医療器材を使用する前に

　また、臨床現場で使用する物品を準備する段階で、滅菌物をスタッフセンター（ナースステーション）前のカウンターや処置台などに長時間放置すると汚染につながるため、滅菌物は使用直前に準備する。

### 現場あるある！

　臨床現場での処置やケアに使用するために一度にたくさんの滅菌物を運搬するときは、両手、両脇に抱えて運ぶことのないよう、処置用カートなどを利用しましょう。また、カートから器材が落ちないように体で支えると、体重がかかり滅菌バッグが押し潰されて外装が破損する可能性があるため、過重積載はせず、バスケットを上手に活用して慎重に運搬しましょう。

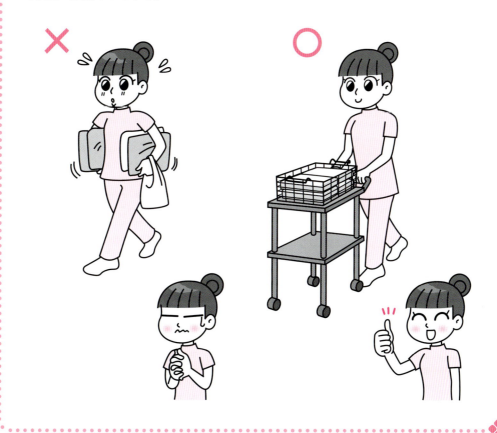

# F　包交車の管理

　外来部門の各診療科および入院部門では、各種診療器材や衛生材料を搭載した包交車を配備しておくことで、外科的処置や看護ケアで必要な物品をいつでも患者の元まで運び込むことができ、便利である。しかし、処置内容や医師ごとの要求の違いから、搭載する診療器材や衛生材料がついつい増え、乱雑になってしまう。また、包交車は主に外科的処置が必要な場合に稼働するため清潔管理が必須であるが、処置ごとに汚染した廃棄物も一緒に運搬することになる。さらに、作業スペースが狭いため、清潔区域と不潔区域が不明瞭となりやすい。よって、不適切な管理で滅菌物や清潔な診療器材が汚染されることや、1台の包交車で複数患者を回診することから交差汚染の発信拠点となることが危惧される。このため、包交車は感染源となるリスクがあることを強く認識する必要がある。

　衛生管理の改善や包交車による交差感染を防止する目的で、診療科によっては包交車を廃止し、必要な時に必要な物品をトレイや処置用カートに準備してベッドサイドに持参するなどしている施設もある。現実的にはすべてを廃止することは困難と思われるが、重要なことは日々清潔な包交車にすることを意識して、搭載する物品は必要最小限とし、最低1日1回点検・清掃するなど衛生的に管理することである。

## F-1　定数管理

　近年はSUDとして製品化された鑷子などの診療器材や、個包装化されたガーゼなどの衛生材料を導入することで、患者にいつでも清潔なものを提供することが可能となった。しかし、包交車にはこれらの清潔な物品のほかにも複数種類の器材や未滅菌のテープや包帯類なども搭載される。これらが長期間使用されないまま包交車で保管されると医療従事者が触れる機会も多くなり、交差汚染のリスクとなる。これまでの施設内耐性菌アウトブレイク事例でも、包交車による交差汚染が要因のひとつであったことが報告されている[6]。

　このようなことからも包交車に搭載する物品は必要最小限とするべきであり、最低限必要な数を定数として管理することが望ましい。そうすることで、コンパクトな包交車となり、衛生管理や物品管理がより簡便となる。日常的には包交車の定数管理表（図12）で管理し、包交車使用後に清掃と物品の補充を行う。

## 包交車の定数　チェックリスト

| | 物品 | 定数 | チェック |
|---|---|---|---|
| 1段目左側 | 滅菌グローブ　7.0 | 2 | |
| | 滅菌グローブ　7.5 | 2 | |
| | 滅菌グローブ　8.0 | 2 | |
| | カテラン針　22G | 2 | |
| | カテラン針　23G | 3 | |
| | スパイナル針　21G | 3 | |
| | 弾性包帯 | 1 | |
| | テープ（太） | 1 | |
| | テープ（細） | 1 | |

| | 物品 | 定数 | チェック |
|---|---|---|---|
| 1段目右側 | ポビドンヨード綿球 | 3 | |
| | 綿球 | 4 | |
| | ポビドンヨード綿棒 | 3 | |
| | ベンザルコニウム綿棒 | 3 | |
| | ディスポ清拭タオル | 2 | |

| | 物品 | 定数 | チェック |
|---|---|---|---|
| 2段目 | セッシ | 3 | |
| | 4つ折りガーゼ | 5 | |
| | Yガーゼ | 5 | |
| | 2つ折りガーゼ | 2 | |
| | 5枚ガーゼ | 1 | |
| | 10枚ガーゼ | 1 | |
| | 20枚ガーゼ | 1 | |
| | ステープラー | 2 | |

| | 物品 | 定数 | チェック |
|---|---|---|---|
| 2段目 | 滅菌シーツ　500×300 | 2 | |
| | 滅菌シーツ　500×600 | 2 | |
| | フィルムドレッシング材　L | 5 | |
| | フィルムドレッシング材　M | 4 | |
| | フィルムドレッシング材　S | 4 | |

| | 物品 | 定数 | チェック |
|---|---|---|---|
| 3段目 | 膿盆 | 1 | |

| | 物品 | 定数 | チェック |
|---|---|---|---|
| 横 | グローブ | 1 | |
| | 擦式アルコール手指消毒剤 | 1 | |
| | 25cm定規 | 1 | |

- 使用後は、その都度、補充をする。
- 物品は包交車に乗せすぎると作業効率が悪くなるため、定数を守ること。
- 定数チェックは、平日は●●Ns、土日祝日は、AM中にリーダーが行う。

20XX.10.12　作成

**図12　定数管理表**

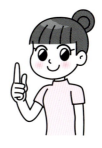

## F-2　包交車内での保管・管理

　包交車に搭載される診療器材や衛生材料の数は必要最小限とし、破損や汚染がないよう清潔に保管・管理する必要がある。1本ずつ包装され滅菌された鑷子など尖った器材は従来の鑷子立てに立てて保管すると（図13）、袋の下（鑷子の先端部分）が破れやすく汚染リスクが高まる。また、包交車の台上での保管は埃や水濡れなどによる汚染リスクがあるため、引き出しの中などに横置きで保管する（図14）。ただし、引き出しの開閉時や出し入れ時に引っかからないように入れ過ぎに注意する。

　包交車は狭いスペースで清潔区域と不潔区域が混在しやすいため、包交車の最上段、2段目、下段などで清潔区域と不潔区域を決めることで、交差汚染と包交車稼働時に埃の舞い上がりで清潔な物品が汚染されることなどを避けることが可能である（図15）。使用済み器材や廃棄容器が清潔物品の近くに設置されないようにすることも重要である。清潔に管理する必要がある物品はすべて引き出しの中で管理する、未滅菌の物品（例えばテープを切るはさみなど）は使用後にアルコール消毒するなど、管理と使用ルールを決めることも重要である。

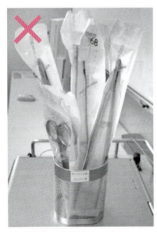

滅菌バッグが破損しやすい。
**図13　鑷子立てでの管理**

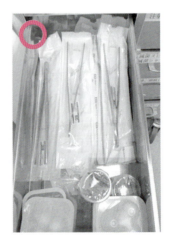

**図14　引き出しの中で横置きで管理**

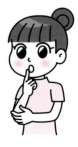

Part 2 臨床現場における器材の取り扱い

❶ 医療器材を使用する前に

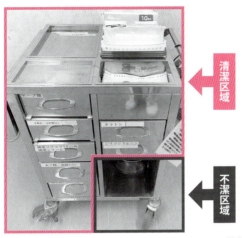

← 清潔区域

← 不潔区域

通常の包交車を使用して定数管理した物品を搭載し清掃しやすい運用。

❶ 外科病棟

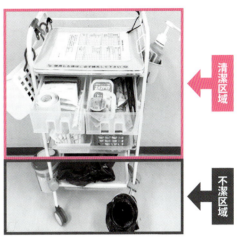

← 清潔区域

← 不潔区域

市販のワゴン車を活用して必要最小限の物品を定数管理としたコンパクトな運用。

❷ 脳外科病棟

図15 包交車の例

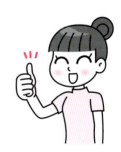

### 現場あるある！

**包交車における擦式アルコール手指消毒剤の設置**

「滅菌物を扱う前には手指衛生の遵守！」ですので、当然ながら包交車には擦式アルコール手指消毒剤が設置されていると思いますが、擦式アルコール手指消毒剤を使用したときに、滅菌物に散布される状態になっていませんか？

　滅菌物が置かれている包交車の台面で液状の擦式アルコール手指消毒剤を使用すると、滅菌物が濡れるリスクがあります。滅菌物に散布されないよう、ジェル状の製剤を採用するか、ホルダーなどを活用して包交車の手押し部分や柵に設置すると良いでしょう。

# G 救急カートの管理

　救急カートは、患者の急変時に他部署からの応援体制の中で使用されることも多い。管理は各部署で行うものの、薬品を含み搭載されている物品に統一性がなく、設置部署のスタッフにしか、どこに、何が入っているかわからない状況では患者の救命は難しい。いつ起こるかわからない急変の対応時に、いつ、だれが使用しても必要な物品を適切な状態で患者に使用できるよう、救急カート内に準備されている器材を標準化する。そうすることで認知エラーや選択エラーに起因する薬剤の誤投与防止につながる。また、日々の点検により安全性と機能性を確保しておく必要がある。救命と同時に感染リスクは患者の予後に関わるため、医療安全の視点に加え感染管理の視点からも救急カートの整備は非常に重要である。

## G-1　緊急時に用いる器材の消毒水準と管理

　救急救命に使用される器材にはさまざまなものがあるが、気道確保や気管挿管時に使用する呼吸器に関連した器材の多くは、スポルディングの分類[7]（p13参照）でセミクリティカル器材に分類されるため、使用後は、高水準消毒または中水準消毒が必要である。また、複数の患者間で再使用可能な手動式蘇生バッグを使用する場合は、滅菌または高水準消毒の実施が強く推奨されている[8]。滅菌もしくは薬液による高水準消毒を行う場合は、解体し細部まで洗浄を行い、安全に組み立てる必要があるため、臨床現場で実施するより材料部で一元管理を行うことが望ましい。

　救急カートに保管されている器材は、次の緊急時での使用に備え、定期的に滅菌の有効期限が切れていないか確認すると同時に、蘇生の場面で使用できない（ライトが点灯しないなど）などのトラブルがないように点検も必要である。なお、滅菌もしくは適切に処理された物品の作動点検を行う際には、手指衛生を遵守し清潔な状態が保持できるように配慮する。

## G-2　救急カートの清潔管理

　救急カートの使用後は、使用済み注射器や薬品のバイアル、滅菌バッグなどの廃棄物と血液や体液が付着した、もしくは付着した可能性のある物品などが氾濫する。このような状況はそのまま放置することなく、使用後すぐに汚染を除去し、必要に応じて消毒を行う。なお、定期的な点検、使用後の整備などを行う前には手指衛生は必須である。

Part 2　臨床現場における器材の取り扱い

❶ 医療器材を使用する前に

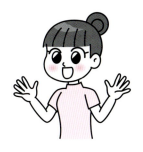

**プチ追加情報！**

**救急カートの物品管理の工夫**

　救急カートは多くの施設で整備され、最良の蘇生が実施できるように必要な物品が準備されていると思います。しかし、イザ！というときに必要な物品が探し出せない、部署間で準備物が違うなんてことがありませんか？　イザ！という緊急時の気道確保に、必要な物品をサッ！といち早く医師に手渡し対応するための工夫として、パズル形式で物品を管理する方法があります。これにより、足りないものが一目でわかり、何がどこにあるのか、どんな物品が必要なのかを把握することができます。さらに、日々、定数管理を行うことで平時から物品や薬品の位置を確認することができます。

　施設内に配備されているすべての救急カートに搭載されている物品や薬品が統一され、同配列とされていることで5S（整理・整頓・清潔・習慣・しつけ）と医療安全対策にもつながります。

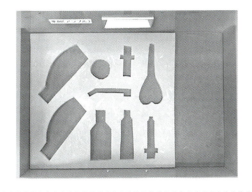
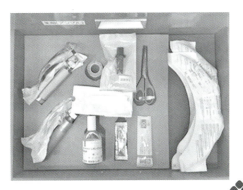

# 2 医療器材の使用中

細田清美

## A 器材の汚染防止

滅菌済みの器材や清潔な器材を使用する場面では、自身が汚染させることなく使用することと、器材を使用する術者に汚染なく受け渡すことが必要である。

### ❖ A-1　器材使用時の汚染リスク

本来、処置やケアに使用される器材は使用目的・部位に合わせて消毒または滅菌されていなければならないが、スタッフの不衛生な手指、滅菌物開封時の不適切な取り扱い、環境面への接触、会話などにより患者に使用する前段階で汚染されるリスクがある。器材を使用する際には、これらの汚染に注意して取り扱う必要がある。

#### ❶ 手指からの汚染防止

手指衛生をせずに滅菌物を扱うことで、手指に付着している微生物により器材が汚染される可能性がある。このため、器材を使用する際は、擦式アルコール手指消毒剤を使用した手指消毒を遵守する（p59参照）。手袋を着用する場合は、器材を使用する直前に手指消毒を行い、手袋を着用する。

なお、ほかのケアで使用していた手袋を着用したまま、次の器材を準備したり使用したりすることは絶対に行ってはならない。

#### ❷ 滅菌物開封時の不手際による汚染防止

滅菌物開封時に包装材料が破れた、開封口に滅菌物が触れたなどの事象が発生すると、使用前に器材の汚染が生じる。包装材料が布や不織布などの場合は包みの端をつまんで開封し、滅菌バッグなどは圧着部を剥がして開封する。滅菌バッグでは、紙とフィルム材が

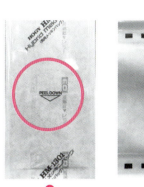 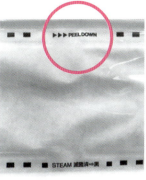 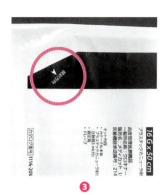

❶　　　　　　　　　❷　　　　　　　　　❸

図16　滅菌バッグの開封方向の表示

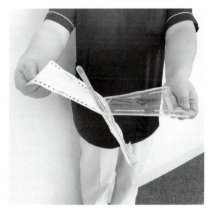 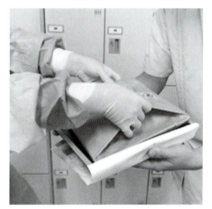

図17　滅菌バッグの開封　　　図18　滅菌物の開封と保持

裂けて紙粉がでないようきれいに剥がすため、開封方向が表示されているものがあるので（図16-❶、❷、❸）、開封方向に注意する。また、包装材料に関わらず、包装の内面および滅菌物に触れないように注意を払う。

　鑷子やガーゼなどの小物類は、軽量であるため紙とフィルム部分を容易に剥がすことができるが（図17）、大きな器材や重量があり重心が不安定な器材は、処置台の上で開封する面を上にしてバッグをめくるように開封する。開封時に内容物を汚染させた場合は無菌性が破綻するため、開封時に内容物を汚染させないように開封できる手技を身に付けておく。

　滅菌物を開封したら、取り出す際に包装材料に触れないよう、開いた状態を保持する（図18）。開封から使用までの時間が長いと器材が長時間環境にさらされ、落下菌などにより汚染される可能性が高くなるため、開封するタイミングは使用直前とする。

### 現場あるある！

**問題ある滅菌バッグの開封方法のいろいろ**

- 滅菌バッグの紙面を上にして握り、包装されている器材を使って紙を破って開封する方法
- 圧着面を中心に挟み、力を込めてバッグを左右に引っ張り開封する方法
- はさみを使用して開封する方法

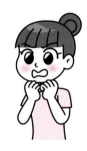

と、さまざまな方法で開封される場面と遭遇します。これらの開封方法は、勢いあまって器材が飛び出て不潔になることや器材の取り出し時に汚染されるリスク、器材の破損、紙粉による汚染、開封口を汚染させるなど、汚染リスクがいっぱいです。この様な開封方法はしてはいけません。

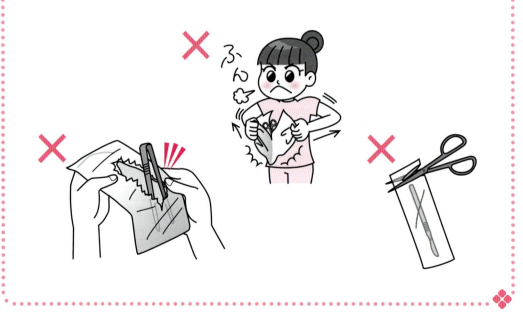

### ❸ 環境からの汚染防止

　滅菌物を使用する際に環境や作業者に触れることで汚染が生じる。清潔操作が必要でかつ、多くの滅菌物を展開する必要がある場合は、作業により体が滅菌物に触れることがないように滅菌物を展開するための十分なスペース（清潔区域）を確保する。また、滅菌物を患者の療養環境（ベッド上や床頭台）に置くと水濡れなど、汚染の可能性があるため、滅菌物の準備には包交車や専用のスペースを利用する。

### ❹ 不用意な会話などによる汚染防止

　滅菌物が展開されている周囲で会話をすると、唾液などが飛散する可能性がある。このため、不要な会話をしない、マスクを着用するほか、介助者と処置者が向かい合いにならないよう、お互いの立つ位置にも注意を払う。

---

**ココがポイント！**

　髪の毛は汚染されやすく、鼻、耳などは細菌などの微生物の住家になりやすい部位です。そのため、滅菌物を扱うときはもちろん、就業中に首から上に手がいかないように注意しましょう。

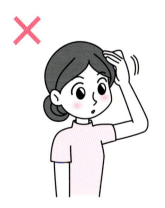
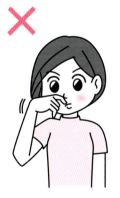
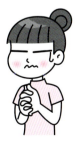

## A-2　診療器材や衛生材料の受け渡し時の汚染リスク

　2名で処置を行う場合、介助者が滅菌物を開封し処置者に渡すが、この受け渡し時の不手際により器材を汚染するリスクがある。清潔区域を確保して処置を行う場合、診療器材であっても消毒綿球などの衛生材料であっても、受け渡しは清潔区域外で行い、清潔区域を挟んでの受け渡しは行ってはならない。なぜなら、器材を受け渡しする途中に清潔区域に誤って器材を落下させることや、開封した包装材料の一部を清潔区域に落として汚染させてしまうことがあるためである。

### ❶ 器材の受け渡し方法

　介助者（渡す側）は滅菌バッグの内側に触れないように注意して開封し、処置者（受け取る側）は滅菌バッグの開封口に触れないように取り出す（図19）。鑷子など先端が開いているものは、先端を広げたまま取り出すと滅菌バッグの開封口に触れて汚染される可能性があるため、受け取る側は先端を閉じて取り出す。

　重量のあるものを受け渡す場合は、開封時に内容物に指が触れたり、重みにより落下させないように特に注意が必要である。軽い物品や小さな物品は、直接受け渡すことも可能であるが、中には取り出しにくいものもあり、取り出し時に汚染を起こしやすい。このような場合は、介助者が鑷子を使用して滅菌バッグの開封口に触れないよう取り出してから渡す。

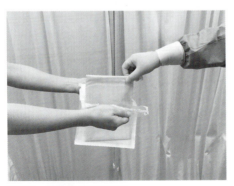

図19　滅菌物の受け渡し

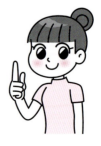

### ❷ 綿球やガーゼの受け渡し方法

綿球やガーゼを受け渡す場合は、鑷子の先端は水平より低く保持し、介助者（渡す側）が綿球の上、処置者（受け取る側）は綿球の下を持ち、鑷子の先端同士が触れないように注意する（図20）。

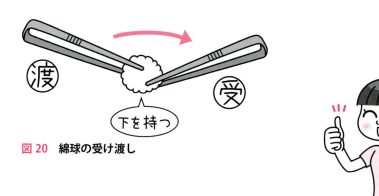

**図20　綿球の受け渡し**

## B　清潔／無菌操作

清潔／無菌操作は、滅菌された器材を無菌的に扱い無菌状態を保持しながら患者処置を行うことで、感染リスクが高くかつ侵襲的処置が行われる場合に必須となる。

### ❖ B-1　手指衛生

清潔／無菌操作を行う前は、手指衛生を徹底する場面であり、石けんと流水による手洗い（p97参照）の後、擦式アルコール手指消毒剤による手指消毒（p59参照）を行う。

### ❖ B-2　清潔区域の設置

清潔区域は、処置台の上を消毒し滅菌ドレープを広げ滅菌物が展開されている区域で、汚染されていない（患者に使用されていない）物品とその区域を指す。処置台に清潔区域を設置する場合は、処置者が腰から上で作業ができる十分なスペースを確保し（図21）、十分に覆うことができる撥水性の滅菌ドレープを使用する。人の出入りが多い処置室やカーテン操作が必要な病室を使用して処置を行う場合でも、十分な清潔区域を確保する。埃が舞い上がらないよう、人の出入りを制限するなど、より清潔な環境を確保する必要が

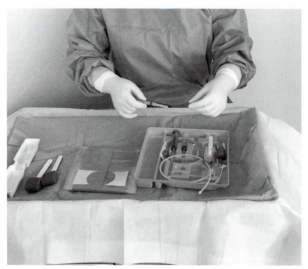

図21　清潔区域の作業スペースと高さ

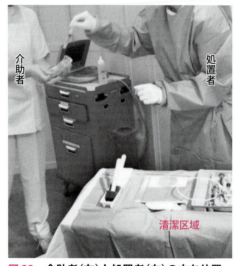

図22　介助者（左）と処置者（右）の立ち位置

ある。

　清潔区域では、清潔物品と不潔物品が交差しないように区別する。一旦開封されたり、介助者から処置者に渡された物品は、例え使用されなかったとしても不潔とみなして、SUDは廃棄、再使用可能器材は適切に再生処理を行う。目に見える汚染がなくても滅菌バッグに戻したり、適切な再生処理をせずに再使用してはならない。

　滅菌物が展開されている清潔区域の上で処置者と介助者が会話することや、滅菌ガウンを着用していない介助者が清潔区域に身を乗り出すことがないように、処置者と介助者の立ち位置を調整する（図22）。

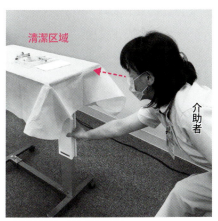

図23　清潔区域の移動法

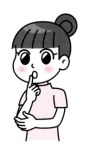

　また、滅菌ガウンを着用していない介助者が、滅菌物が展開されている周辺を移動する際には、清潔区域に背を向けることなく、必ず清潔区域を視野に入れて移動し汚染しないよう意識する。清潔区域が設置された処置台を移動させる場合は、処置台の上は清潔で縁を境に側面は清潔ではないと考え、台の側面もしくは脚の部分を持って移動する（図23）。

## C　ケア中に器材が汚染された場合

　看護師が直接清潔／無菌操作で行うケアには、膀胱留置カテーテルの挿入や血管確保・注射、中心静脈カテーテル挿入の介助処置などがある。これらのケア中に器材が汚染する場面として、開封時や使用中に器材を落とした場合、大きな器材や細長い形状のカテーテルを準備する際などに意図せず清潔区域から不潔区域に器材が出た場合、無菌的な生体領域に器材を正しく留置できなかった場合、一度開封した器材を使用しなかった場合などが挙げられる。これらの場合はすべて、器材は汚染されたとみなし、清潔区域には戻さず、汚染されたことがわかるように安置し、SUDは廃棄する。再使用可能器材は適切に再生処理を行うために材料部に返却する。

### C-1　膀胱留置カテーテル挿入時に器材が汚染された場合の対処

　膀胱留置カテーテルの挿入は、清潔／無菌操作と熟練した手技が必要な処置であるが、清潔区域が確保しにくく、滅菌物が汚染されやすい処置のひとつでもある。滅菌物が汚染される要因に、患者の羞恥心に気を配り、かつ狭い患者のベッド環境で滅菌物を展開するため、カテーテルの端が清潔区域から出てしまうことや、滅菌手袋を着用した手で陰部や

滅菌物以外のものに触れてしまうことなどがある。また、カテーテルを尿道に挿入できなかった場合や、挿入後に尿が出てこない場合など、適切に尿路が確保できず再挿入が必要となる場合がある。このような場合は、一度使用した器材は汚染されているため、そのまま再挿入せず、必ず新しい器材と交換する必要がある。

　近年は、尿路感染防止の目的で採尿バッグと膀胱留置カテーテルが一体化した閉鎖式システムと、挿入に必要なすべての物品がセット化されている製品がある。必要な物品がコンパクトに包装されているため、作業の効率性が良く、導入している施設も少なくないが、このようなセット化された製品を使用中にカテーテルだけが汚染された場合も、セットごと新しいものと交換する必要がある。汚染されていないほかの物品も破棄することとなるため、「もったいない」と感じるが、汚染した器材だけを交換したり、消毒して使用するなどの対処は行ってはならないことを周知する必要がある。

## D　ケア中に滅菌物が必要になった場合

　看護ケア中にガーゼが足りなくなったり、医療処置中に薬品が必要な状況になることも少なくない。このような場合、ケアに使用している手袋を着用したまま慌てて滅菌物の保管棚を探したり（図24）、包交車の引き出しを開けて器材を探したりすると滅菌物の無菌性が破綻する。処置に使用した手袋を着用したままの行動は、滅菌物を汚染させると同時に周囲の物品や環境を汚染させることにもなる。ケアの途中で滅菌物などが必要となった場合は、手袋を外し、手指衛生を行った後で必要な器材を取りに行く。手袋以外にエプロンやガウンを着用している場合も同様である。

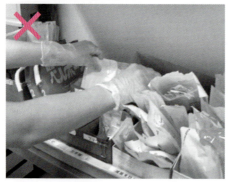

**図24　ケアに使用している手袋を着用したまま滅菌物に触れている様子**

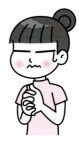

> **ココがポイント！**

## PPE の外し方

　個人防護具（Personal Protective Equipment：PPE）の着用を徹底すると、手袋やエプロンを着用するものの、不要になった場面でも適切に外すことなく着用したまま作業をする人を見かけます。手袋は手が汚染される可能性があるときに着用するため、処置後の手袋は汚染されています。また、エプロンは処置による飛沫が体に飛散するとき、あるいは飛散する可能性があるときに着用するため、処置後の前面は汚染されています。手袋やエプロンを使用した後は、処置ごとに周囲環境を汚染させない方法で適切に外しましょう。

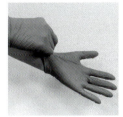 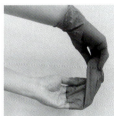 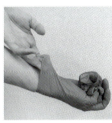 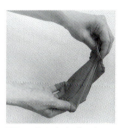

1 片方の手袋の袖口をつかむ。
2 手袋を裏表逆になるように外す。
3 手袋を外した手を反対の手袋の袖口に差し込む。
4 手袋を裏表逆になるように外す。

**手袋の外し方**

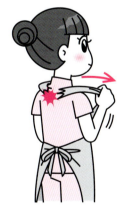 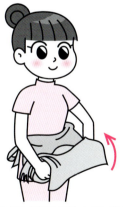 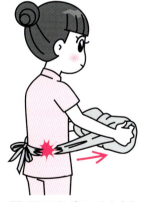

1 首の部分をちぎり、押し返えす。
2 裾から汚染面を内側に巻き込むように折り返えす。
3 腰紐をちぎり、小さくまとめて廃棄する。

**エプロンの外し方**

# 3 医療器材を使用した後

黒須一見

　臨床現場で医療器材を使用した後は、廃棄もしくは適切な再生処理が必要となる。臨床現場における器材の洗浄・消毒処理は汚染の拡散や職業感染につながる危険性が高いため、再生処理は可能な限り材料部などの熟練したスタッフにより実施されることが理想である。これにより臨床現場においても本来の業務に集中することが可能となり、患者安全や医療の質向上につながる。

## A 材料部に返却する器材

　運用上の問題などでどうしても臨床現場で再生処理せざるを得ない器材以外は材料部へ返却が必要となる。主に、手術器材や清潔／無菌操作を行う処置に使用する器材、内視鏡など、滅菌や高・中水準以上の消毒処理が行われる器材などが挙げられる。また、処理・保管・運用上、ウォッシャーディスインフェクターによる熱水消毒や、高圧蒸気滅菌した方が便利で効率的なセミクリティカル器材やノンクリティカル器材も含まれる。

> **プチ追加情報！**
>
> 　セミクリティカル器材やノンクリティカル器材であっても、熱処理可能な器材は、材料部で熱水消毒した方が、洗浄・消毒の質保証や業務の効率化、維持管理費用の削減につながることもあります。例えば、喉頭鏡のブレードはセミクリティカル器材ですが、各臨床現場で洗浄し消毒薬による消毒をするより、材料部で熱水消毒し、ジッパー付きの清潔な袋に器材を封入し臨床現場へ返却する方法が効果的と考えます（写真左）。保管状態を考慮し滅菌バッグに入れて高圧蒸気滅菌処理を行っている施設もあります。
> 　ほかにも熱水消毒レベルで使用できる器材は多数あります。透析室で使用するチューブ鉗子も滅菌レベルの必要はありませんが、血液汚染の可能性などを考慮し、洗浄後に消毒薬による消毒を行っている施設も多いのではないでしょうか？　しかし、チューブ鉗子も熱水消毒可能です。材料部で熱水消毒を行い、複数まとめて臨床現場へ払い出す方法もあります（写真右）。このように必要な処理レベルを考慮し、効果的・効率的な処理方法を選択し実践することが重要です。

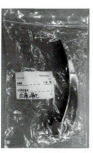
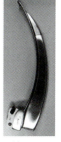
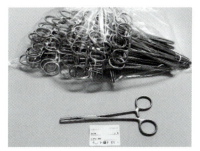

喉頭鏡のブレード　　　　　　　　透析用のチューブ鉗子

##  A-1　乾燥・固化防止対策

　使用済みの器材を材料部に返却する際、何の処理もせずに返却すると血液や体液などの汚染物が乾燥・固化し、洗浄が困難な状態となる場合がある。また、サビや劣化の原因にもなる。このような状況を防止するためには、使用後の器材は直ちに材料部に返却し、処理されるのが理想である。しかし、現実的には材料部から臨床現場への器材の回収は1日1回のことが多く、また週末や連休などになると2〜3日後の回収となる場合もある。このため、臨床現場においても汚染物の乾燥や固化を防止するための工夫が必要となる。汚染物の乾燥・固化防止のための方策としては、酵素系洗浄剤への浸漬、予備洗浄用スプレー剤による処理、水への浸漬などがある[9]。

### ❶ 酵素系洗浄剤への浸漬

　最も確実な方法である。一方で、洗浄剤の希釈や適切な温度管理が重要となるなど意外に手間がかかり、一次処理を廃止するメリットが薄れてしまう。なお、酵素洗浄剤は吸入毒性があるため、スプレー式で使用してはならない。

### ❷ 予備洗浄用スプレー剤による処理

　洗浄前処理剤として原液のまま使用できるため簡便である。器材に直接吹きかける（散布する）ことで、汚染物の乾燥・固化および金属の腐食を防止することができる。鉗子や剪刀のボックスロックなど用手洗浄では、除去が難しい部分にまで浸透させることができるため効果的である。ただし、丁寧に散布しないとムラを生じやすく十分な効果が得られない場合があるため、鉗子などは開くこと、まんべんなく散布することなど、スタッフに

対し技術的な指導が重要である。

なお、酵素を含有しているスプレー剤は呼吸器に対して危険性があるため、使用してはいけない。

> **現場あるある！**
>
> **酵素系洗浄剤の使用における注意**
>
> 　予備洗浄用スプレー剤の代わりに酵素系洗浄剤の原液や希釈液を散布すると汚染物の乾燥・固化防止だけでなくタンパク質の分解もできるため効果的と思いがちですが、効果が不確実なだけでなく、非常に危険なため行ってはいけません。
>
> 　酵素系洗浄剤は原液では十分な洗浄効果を発揮しないことが多く、メーカーの推奨濃度を守ることが重要です。また、酵素はタンパク質であるため散布時に吸入するとアレルゲンとなり、アレルギー反応を誘発する危険性があります。

### ❸ 水への浸漬

　水への浸漬だけでも汚染物の乾燥・固化防止にはなる。しかし、水には汚染物の分散性や分解能力がないため、分解・溶解・再付着防止など十分な効果が得られない場合がある。さらに防錆性もないため、長時間浸漬するとサビが発生しやすいため注意が必要である。

## A-2　職業感染防止策

　縫合処置などに使用した針やメスなどの鋭利器材は、使用後その場で携帯用廃棄容器などに廃棄することが望ましい。しかし、処置を行ったスタッフ（多くは医師や看護師）が鋭利器材を廃棄せず、あるいは廃棄し忘れてしまい、そのまま材料部へ返却されてしまう場合があり、第三者が針刺しなどを起こす危険性につながる。鋭利器材の廃棄忘れを防ぐために、処置の際には携帯用廃棄容器を必ず携行することを義務付け、スタッフに対して意識付けのための教育が必要である。

　また、材料部へ返却する器材は、血液や体液などで汚染されているため感染の危険性がある。搬送作業を行うスタッフの安全を考慮し、密閉できる容器を準備することが重要である。器材の大きさや重さ、量を考慮して、大小2種類程度の容器を準備するとよい。

### 現場あるある！

**実際に起こった事例：針が付いたままの持針器を材料部へ返却**

　医師が病棟で患者の縫合処置を行った後、縫合針を紛失しないためにという配慮から、持針器に針を把持したままトレイに一時保管しておきました。介助を担当した看護師は、トレイをよく確認せずに器材を搬送用ケースに入れ、予備洗浄用スプレー剤を散布しました。翌朝、そのまま材料部で回収後、仕分け作業にあたったスタッフが持針器に針が付いていることを発見しました。この事例の問題点は以下の4点です。

- 処置を行った医師がその場で針を携帯用廃棄容器などに廃棄しなかった
- 医師と看護師のコミュニケーションエラー（持針器に針が付いていることが伝わっていない）
- 看護師がトレイに危険物が残っていないか確認しなかった
- 看護師は持針器を閉じたままの状態で予備洗浄用スプレー剤を散布した

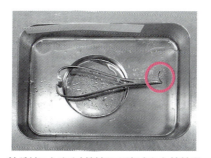

針が付いたまま材料部に返却された持針器

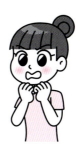

　このような場合、搬送を担当するスタッフや、材料部で仕分けや洗浄を担当するスタッフに針刺しなどを起こす危険性があります。そのため、臨床現場では上記のような問題が発生しないよう常に周知・徹底が必要です。また、材料部の現場責任者にこのような事例が発生した場合は、感染管理担当者にすぐに連絡してもらう、写真を残してもらうなどの体制を作っておくことが重要です。

　万が一、このような事例が発生した際は、感染管理担当者が当該部署の看護師長に写真を見せながら、どうしてこのようなことになってしまったのか、今後どのようなことに注意が必要かなどを話し合う機会を持つようにします。犯人探しではなく、今後の再発防止策を前向きに話し合うことが重要です。また、どの部署でも起こる可能性があるため、看護師長会などを通して全体に周知を図り、情報や対策を共有することも重要です。このような事例はインシデントレポート（ヒヤリ・ハット報告書）として取り扱われることもあるため、リスクマネージャーとも情報を共有し対策にあたります。

## B 臨床現場で再生処理する器材

　臨床現場で再生処理する器材としては、個人持ちにしているコップや吸い飲みなど洗浄のみで消毒や滅菌の必要がない器材や、洗浄後に低水準消毒を行うのみでよいノンクリティカル器材（貸出使用などで複数の患者が使用するコップや吸い飲み）、差込便器・尿器、体温計、血圧計など、運用上の問題から臨床現場で処理せざるを得ない器材が挙げられる。

　臨床現場での再生処理は、構造が単純で洗浄や消毒処理がしやすく、かつ使用頻度を考慮し、臨床現場での処理が望ましいと判断される器材に限定する。それ以外の器材は、処理時の汚染拡散防止や処理品質の向上の観点からも、材料部での一元管理が望ましい。

　また、臨床現場で処理を行うにあたっては洗浄・消毒手順や職業感染防止策など器材の再生処理を行う上での基本原則を遵守するため、マニュアルの整備とスタッフへの周知が重要となる。

## C 廃棄する器材

　臨床現場で廃棄する器材には、SUD、破損や劣化した器材、処置に使用した物品などが挙げられる。SUDは構造が複雑なものが多く、完全な洗浄が不可能なものや、素材が熱や化学薬品などの処理に耐えられない器材が多く、洗浄・消毒・滅菌が不十分となりやすいため、"再使用してはならない"ということをスタッフが共通理解しておく必要がある。

 **C-1　感染性廃棄物の分類と取り扱い**

　『廃棄物の処理及び清掃に関する法律（平成20年5月20日改正）』において、医療機関等から生じる廃棄物のうち、血液や体液等の湿性生体物質で汚染されたものや、非感染性であっても鋭利な器材は、すべて感染性廃棄物として取り扱うよう定められており、その性状により区分し、処理することが原則である。詳細は『廃棄物処理法に基づく感染性廃棄物処理マニュアル』が参考となる。また、厚生労働省は感染性廃棄物を入れた容器には「バイオハザードマーク」を添付することを推奨している。感染性廃棄物の性状による分類を表5にまとめた。

　バイオハザードマークは廃棄物の種類によって、赤色は血液、廃液、血液製剤など液

## 表5 感染性廃棄物の性状による分類

| 性状 | 液状・泥状のもの | 固形状のもの | 鋭利なもの |
|---|---|---|---|
| バイオハザードマーク | 赤色 | 橙色 | 黄色 |
| 物品・器材 | 血液、廃液、血液製剤など | 血液などが付着したガーゼやPPE、注射器、輸液点滴セット（針のないもの）など | 注射針、縫合針、メス刃、ワイヤー類、破損したガラスくずなど |
| 梱包方法・容器 | 廃液などが漏洩しない密閉容器 | 丈夫なプラスチック袋を二重にして使用もしくは堅牢な容器 | 耐貫通性のある堅牢な容器 |

＊バイオハザードマークを付けない場合は「感染性廃棄物」と明記する。また、色のバイオハザードマークを用いない場合には「液状または泥状」のように性状を表示する。

状・泥状のもの、橙色は固形状のもの、黄色は鋭利なものの3種類に分類される。赤色に分類される液状・泥状のものは固形状にすると橙色に分類することが可能となる。橙色と黄色の違いは内容物が鋭利物か非鋭利物か（容器を突き破る可能性があるかないか）で判断するとわかりやすい。例えば、血液などが付着したガーゼ、手袋やガウンなどのPPE、注射器、針の付いていない輸液点滴セットなどは容器を突き破る恐れがなく、液だれもしないため、橙色のバイオハザードマークの付いた容器に廃棄する。容器は丈夫なプラスチック袋を二重にして使用するか、堅牢な容器とされているが、ダンボール素材の容器を使用していることが多い。注射針、縫合針、メス刃、ワイヤー類、破損したガラスくず、薬品のアンプルなどの鋭利なものは黄色のバイオハザードマークの付いた耐貫通性容器に廃棄する。SUDは細長いものや、先端が尖っているものが多いため、黄色バイオハザードマークに分別されることが多い。

ただし、実際の現場ではどの分類に入るのか判断に迷うものも多い。運搬業者の安全性を考慮し、迷った場合は黄色バイオハザードマークの容器に廃棄するなど、施設で取り決めをしておくのも良い。感染性廃棄物には処理費用と運搬費用の両方がかかるため、一般の廃棄物と比較すると費用がかかるが、作業者の安全も考慮して分別することも重要である。

## ココがポイント！

**感染性廃棄物を廃棄する際の留意点**

　廃棄容器に入れる感染性廃棄物の量は、容器の7割あるいは8割程度に留めることが重要です。これは、感染性廃棄物の飛散や流出を避けるためです。また、容器の中身を別の容器に移し替えることも危険であるため、行ってはいけません。

## プチ追加情報！

**自治体ルールの確認**

　事業活動に伴って生じた廃棄物のうち、法令で定められた20種類の廃棄物は産業廃棄物、産業廃棄物以外の廃棄物は一般廃棄物に区分されています。また、一般廃棄物はごみとし尿に分類され、ごみは家庭系ごみと事業系ごみ（医療機関から排出される一般廃棄物が含まれる）に分類されます。一般廃棄物は自治体（清掃事務所）の指導に従って排出する必要がありますが、自治体によってルールが異なる場合があります。

　ある施設での例ですが、滅菌バッグを廃棄する際、フィルム部分は「燃やせない（燃えない）ごみ」、紙の部分は「燃やせる（燃える）ごみ」にわざわざ分別していました。しかし、自治体に確認したところ、紙の部分もプラスチックコーティングがされているため「燃やせない（燃えない）ごみ」に分類されることがわかりました。この事例では「燃やせる（燃える）ごみ」と「燃やせない（燃えない）ごみ」の分別に要していた現場スタッフの労力は軽減しました。

　以前は「燃やせない（燃えない）ごみ」だったものが、自治体の処理能力が向上して「燃やせる（燃える）ごみ」になる場合や、上記事例のようにそもそもの分別が間違っている場合などもあります。定期的に（年1回程度）確認することで費用や労力削減につながる可能性があります。

**C-2　感染性廃棄物を取り扱う際の注意**

　感染性廃棄物を取り扱う際は、針刺しや血液などによる曝露を防止する必要がある。特に血液は、B型肝炎ウイルス（HBV）やC型肝炎ウイルス（HCV）、ヒト免疫不全ウイルス（HIV）などの血液媒介病原体による感染リスクが高いため、手袋などのPPEを適切に着用して取り扱う。

　特にHBVは感染力が強く、患者に使用した鋭利物による針刺しや切創、血液などへの曝露などで感染が成立する可能性があるため、B型肝炎ワクチンを接種し、抗体を獲得しておくことが重要である。一度抗体が獲得されれば、効果は長期にわたって続くため、万が一曝露した際も発症を予防することが可能である。ワクチンの接種対象者は医師や看護師だけでなく、洗浄・消毒・滅菌に関わるスタッフ（看護補助者）や滅菌受託職員、清掃・クリーニング業務従事者なども含まれる。

## D　患者療養環境に持ち込んだ器材の取り扱いの考え方

 **D-1　使用した器材**

　感染経路別予防策（特に接触予防策）を必要とする患者に使用した器材を、ほかの器材と同じ場所で処理するのか、患者の病室内で処理するのかは、どの施設でも起きる相談事例である。通常と同じ処理工程を踏まえ患者の病室内で処理しようとすると、洗浄剤や消毒薬の保管・管理の問題（患者病室に洗浄剤や消毒薬を置くことのリスク）、また、洗浄・消毒ができる十分なスペースや物品の確保などの問題がある。リスクマネジメントの視点からも、病室内で洗浄や消毒などの処理はせず、ほかの器材と同様に扱うこと（材料部へ返却、または臨床現場での処理）が望ましい。患者の病室からの運搬に際しては、専用の運搬容器やビニール袋などを準備し、使用済み器材を梱包した状態で運搬する。そうすることで、汚染拡大の防止ができ、運搬者の安全性も確保される。

　米国疾病管理予防センター（Centers for Disease Control and Prevention：CDC）の『隔離予防策のガイドライン』[10]では、接触予防策における患者ケア器材の取り扱いとして「急性期ケア病院、長期ケア、そのほかの在宅医療では、使い捨てのノンクリティカルの患者ケア器具（血圧計のカフなど）を使用するか、それらの器具を患者専用にする。器具を複数の患者に共通使用することが避けられなければ、ほかの患者に使用する前にそれらの器

具を洗浄および消毒する」とされている。患者に高頻度で使用する器材や不特定多数の医療従事者が使用する器材、例えば体温計、血圧計、パルスオキシメーター、聴診器などを毎回患者へ使用するたびに洗浄・消毒するのは、手間がかかるばかりでなく、"やったつもり"の洗浄・消毒となってしまいかねない。患者を隔離している、あるいは感染経路別予防策を実施しているなどの場合では、一定期間は患者の専用器材として取り扱い、隔離や感染経路別予防策が不要になった段階で器材を洗浄・消毒し、次の患者に使用するという対応が現場としては管理しやすいと思われる。

## ❖ D-2　未使用の器材

　患者の療養環境（病室）に持ち込まれた器材が未使用・未開封である場合、包装材料が清拭消毒できる素材（プラスチックなど）であれば、清拭消毒後に使用することは可能である。また、その患者専用として病室に確保しておくことも一案として挙げられる。

　一方で、患者の療養環境に持ち込まれた器材は、医療従事者の汚染された手指による接触や、ケアや処置において不測の汚染を受けている可能性があるため、例え未使用・未開封であったとしても SUD は廃棄、再使用可能な滅菌物は使用済み器材と同様に再生処理することが望ましい。特に吸引器の周囲は、吸引によるエアロゾル（飛沫）の飛び散りの危険性があり、これらの飛び散りの範囲は意外と広く、ベッドに直接接触していないカーテンの内側や、ベッドから離れた壁にも飛散していることがある。そのような環境に持ち込まれた器材は患者由来の病原体で汚染されている可能性が高い。

　再生処理にも費用がかかることを考慮し、日頃から、不用意に患者の療養環境に器材は持ち込まず、必要最低限の準備とする。また、施設で手順を作成し誰もが同じ行動がとれるようにしておくことが重要である。

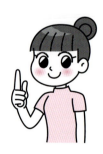

### 参考文献

1) 小林寛伊編：改訂第4版　医療現場の滅菌，へるす出版，東京，2013，p153-154
2) https://www.thcu.ac.jp/uploads/imgs/20150525105222.pdf
3) 厚生労働省：別紙　感染防止対策地域連携加算チェック項目表　http://www.mhlw.go.jp/seisakunitsuite/bunya/kenkou_iryou/iryouhoken/iryouhoken15/dl/5-2-2-7.pdf#search＝%27ICT%E3%83%A9%E3%82%A6%E3%83%B3%E3%83%89＋%E5%8E%9A%E5%8A%B4%E7%9C%81%27
4) 伏見　了：感染対策の弱点克服!! レベルアップのための特別講義（第6回）　滅菌バッグの取り扱い　滅菌バッグの開封・保管と滅菌コンテナ．INFECTION CONTROL 21（3）：97，2012
5) 一般社団法人日本医療機器学会：医療現場における滅菌保証のガイドライン 2015，p150
6) 韓国からの持ち込み例を端緒とした多剤耐性 *Acinetobacter baumannii* によるアウトブレイク事例．IASA 31：197-198，2010年7月号　http://idsc.nih.go.jp/iasr/31/365/dj3654.html
7) Rutala WA, Weber DJ；Healthcare Infection Control Practices Advisory Comittee（HICPA）：Guideline for Disinfection and Sterilization in Healthcare Facilities, 2008, CDC Guideline
8) Recommendations of CDC and the Healthcare Infection Control Practices Advisory Committee：Guidelines for Preventing Health-Care—Associated Pneumonia, 2003, CDC, 満田年宏監訳
9) 日本医科器械学会：鋼製小物の洗浄ガイドライン 2004．病院サプライ 9（1）：別刷，2004
10) Siegel JD, Rhinehart E, Jackson M et al；Healthcare Infection Control Practices Advisory：2007 Guideline for Isolation Precautions：Preventing Transmission of Infectious Agents in Healthcare Settings, CDC　http://www.cdc.gov/hicpac/pdf/isolation/Isolation2007.pdf

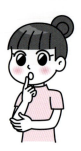

# Part 3 臨床現場における再生処理

# 1 再生処理における感染対策

内山正子

　臨床現場で医療器材の再生処理を行う場合には、潜在する感染リスクを理解し、作業者の安全性を確保することと、作業者が媒介者となって患者に感染を伝播させないことが重要である。

## A 臨床現場における再生処理時の感染リスク

　臨床現場で使用済み器材の再生処理を行う上での感染リスクは2つある。
　1つめは、再生処理を行う作業者の感染リスクである。臨床現場で使用された器材は、血液や体液、分泌物、排泄物などの湿性生体物質で汚染されている場合が多く、湿性生体物質には何らかの病原体が含まれている可能性がある。また、鋭利器材の場合は針刺し・切創を起こす危険性もある。つまり、臨床現場で再生処理を行う際は、使用済み器材に存在する病原体の曝露や針刺し・切創を考慮した対策が必要となる。
　2つめは、患者の感染リスクである。多忙な臨床現場では、種々の業務の合間に使用済み器材の再生処理業務を行うことが多く、また作業者の洗浄技術や専門知識のレベルも統一されておらず、不十分な処理になりがちである。そのような状況で再生処理された器材には病原体が残存する可能性があり、患者に使用された場合には器材を介した交差感染のリスクを伴う。

## B 標準予防策

　標準予防策とは、すべての湿性生体物質（血液、体液、汗を除く分泌物、排泄物、損傷のある皮膚、粘膜）を感染性があるものとして取り扱うという概念で、感染症の有無に関わらずすべての患者に対して実施する感染対策として米国疾病管理予防センター（Centers for Disease Control and Prevention：CDC）が1996年に提唱した概念である[1]。すべての患者に適応する理由として、①未知の感染症が存在する可能性、②抗体検査などで感染症の有無を確認しても感染が判明しない「ウィンドウ・ピリオド」の存在などが挙げら

**表1　標準予防策における実施事項**

- 適切な手指衛生
- PPEの適正使用
- 呼吸器衛生／咳エチケット
- 患者配置
- **患者ケアに使用した器材の処理**
- 環境管理
- リネンの取り扱い
- 安全な注射手技
- 特別な腰椎穿刺のための感染制御策
- 労働者の安全（血液媒介病原体曝露予防）

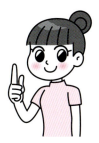

れる。標準予防策には、表1の通り10の実施事項があるが、その中に「患者ケアに使用した器材の処理」があり、使用済み器材の再生処理作業も標準予防策の考え方に基づいて実施されることが必須である。この項目における推奨事項として、

❶ 湿性生体物質に汚染した可能性のある器材の搬送、取り扱いのための方針や手順を明確にすること
❷ 効果的な消毒・滅菌処理を可能とするために消毒・滅菌の前には器材の有機物を取り除くこと
❸ 湿性生体物質に汚染された器材を取り扱う際は、適切に個人防護具（Personal Protective Equipment：PPE）を着用すること

などが挙げられている[1]。

##  B-1　使用済み器材の再生処理時に必要なPPE

　使用済み器材の再生処理を行う作業者は、曝露予防のために予測される汚染のレベルに応じて適切なPPEを着用する。材料部における再生処理の際に必要なPPEには、手袋、ガウン（エプロン）、サージカルマスク、ゴーグルまたはフェイスシールド、キャップ、シューズカバーや長靴などが挙げられる。臨床現場における器材の再生処理時には、キャップ、シューズカバーや長靴の着用までは不要な場合が多いと考えられるが、手袋、エプロン、サージカルマスクとゴーグル（またはシールド付きマスク）は必須である（図1）。

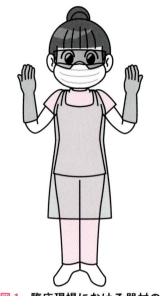

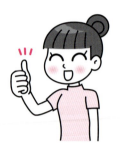

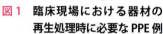
図1 臨床現場における器材の再生処理時に必要なPPE例

### ❶ 手袋

　手袋は、湿性生体物質で明らかに汚染される、あるいは汚染される可能性がある処置を行う際、接触感染する病原体を保有している患者ケアの際に、医療従事者の手指の汚染を防ぐために着用する。医療従事者の手指の汚染防止目的とはいえ、同じ手袋を着用したまま複数の患者のケアを行ったり、汚染された手袋を着用したまま環境表面や物品に触れると交差汚染のリスクがあるため、患者ごと、処置ごと、汚染時には手袋の交換が必須である。

　医療現場で主に用いられる手袋は、手術用手袋、検査・検診用手袋、多用途手袋に分類され、主にニトリルなどの合成ゴム、ラテックス（天然ゴム）、プラスチックなどの素材でできている。それぞれ、用途や操作性、バリア性が異なるため、ケアや作業内容に応じて選択する。

　使用済み器材の洗浄時は、未滅菌の検査・検診用手袋または多用途手袋を使用することが多い。鋭利物も扱うため、防水性で頑丈な手袋を着用するか、素材によっては二重にするなどの工夫が必要である。また、再使用禁止の手袋は1回ごとに廃棄することは当然であるが、繰り返し使用可能な手袋（多用途手袋）においても交換頻度を設定するほか、劣化や汚染した場合には都度交換するなどの管理が必要となる。

> **現場あるある！**
>
> **手袋を外した後の手指衛生**
>
> 　手袋を外した後に、手指衛生を行わずに次のケアや業務にあたるスタッフを見かけます。手袋を着用していても、汗により手袋の中で常在菌などが増殖している可能性、ピンホールが存在する可能性、手袋を外す際に手指が汚染される可能性があり、手袋を外した後の手はきれいに見えても汚染されている可能性があります。手袋を外した後は、必ず手指衛生が必要です。
>
>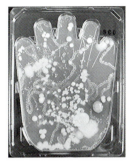
>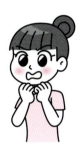
>
> 手袋を外した後の手は細菌だらけ！

### ❷ ガウン、エプロン

　ガウンやエプロンは、医療従事者の胴体部分が湿性生体物質で汚染される可能性があるケアや業務を行う際に着用する。胴体部分と合わせて腕まで汚染される可能性がある場合にはガウン（長袖）が必須であり、腕が汚染される可能性がない場合はエプロン（袖なし）でも構わない。

　使用済み器材の洗浄時は、湿性生体物質や洗浄水などが飛散する可能性があるため、プラスチックガウンや撥水加工された不織布ガウンなど、湿性生体物質が透過しない防水性のものを着用することが望ましい。撥水加工されていない不織布ガウンは水分の透過性があるため洗浄作業には適していない。

### ❸ サージカルマスク

　サージカルマスクは、湿性生体物質が鼻や口の粘膜に飛散する可能性があるケアや業務を行う際に着用する。また、咳やくしゃみなどの呼吸器症状がある場合に、飛沫の飛散防止のため、咳エチケットとして着用する。サージカルマスクを着用する際は、裏表を確認

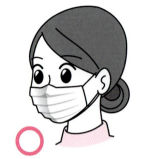
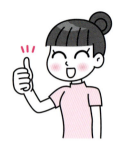

ノーズピースを鼻にフィットさせ、プリーツを伸ばしてあごまで覆う。
**図2　正しいマスクの着用例**

し、ノーズピースを鼻にフィットさせ、プリーツを伸ばして鼻・口・あごまで十分覆う（図2）。作業が終了した後は、マスクの表面は汚染されているため着けたままにはせず、適切に外して廃棄する。

### 現場あるある！

**不適切なマスクの着用例**

　時折、マスクをあごに付けている「あごマスク」、鼻が出ている「鼻出しマスク」、マスクと顔に隙間ができている「平坦マスク」など、不適切な方法で着用しているスタッフを見かけます。これらの着用方法では十分な効果が得られません。マスクが大きすぎる場合は、サイズを見直すことも重要です。

　また、交差汚染のリスクがあるため、マスクをポケットなどに保管することもやめましょう。マスクは、箱から出した新しいものを使用し、使用の都度廃棄しましょう。

**不適切なマスクの着用例**

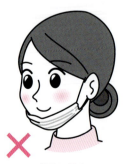
あごマスク

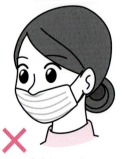
鼻出しマスク

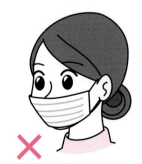
平坦マスク
マスクと顔に隙間ができている。

### プチ追加情報！

**サージカルマスクの性能規格**

日本にはサージカルマスク（医療用マスク）の性能規格基準が存在しませんが、医療現場では適切な液体防御能や細菌濾過率などの性能がないとPPEとしての役割を果たしません。米国にはASTM（米国試験材料協会）が定めたサージカルマスクの規格があるため、マスク選定の参考になります。ASTM F2100-11では、細菌濾過率（Bacterial Filtration Efficiency：BFE）：95％以上、微粒子濾過率（Particle Filtration Efficiency：PFE）：95％以上、血液不浸透性：80 mmHg、呼気抵抗（呼吸のしやすさ）：4.0 mmH$_2$O/cm$^2$未満、延焼性（燃え広がりにくさ）：クラス1以上がサージカルマスクと認められます。

### ❹ ゴーグル、フェイスシールド、シールド付きマスク

ゴーグルは眼を守る目的で着用するが、通常、血液や体液などの湿性生体物質の飛沫で眼・鼻・口など顔の粘膜が汚染される可能性があるケアや業務を行う際にサージカルマスクと共に着用する。フェイスシールドやシールド付きマスクは1つで眼・鼻・口を覆うことが可能であり、マスクとゴーグルの代用となる。

使用済み器材の洗浄時は、湿性生体物質や洗浄水などが顔面にまで飛散し、鼻・口だけでなく眼も汚染される可能性がある。また、消毒の際には眼刺激や吸入のリスクもあるため、これらのPPE着用は非常に重要である。

### ココがポイント！

眼鏡を装着していればゴーグルは不要と思われがちですが、眼鏡の両サイドには隙間があり、そこから湿性生体物質などが入る可能性があります。眼鏡はゴーグルの代用となりませんので、眼鏡を装着している場合でも、眼の粘膜が汚染される可能性がある際にはゴーグルやシールド付きマスクの着用が必要です。

なお、眼鏡の上から通常のゴーグルは装着できませんので、眼鏡専用のゴーグルを使用しましょう。

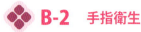 **B-2　手指衛生**

　感染防止において最も基本的で重要な対策は手指衛生である。使用済み器材の再生処理業務を行う際は手袋を着用するが、手袋は手指衛生の代用とはならないため、自身を守るためにも、汚染を広げないためにも、作業終了後は手指衛生が必要である。

　手指衛生の方法は、手に目に見える汚れがない場合は擦式アルコール手指消毒剤による手指消毒（p59参照）、手に目に見える汚れがある場合は石けんと流水による手洗い（図3）を行う。

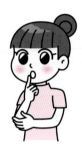

### プチ追加情報！

**手洗いと手指消毒の違い**

　擦式アルコール手指消毒剤による手指消毒は、

① 手指の付着菌を短時間で確実に減少させることができる
② 手洗い設備が不要である
③ ベッドサイドなどどこでも容易に使用可能である
④ 保湿剤の添加などにより手荒れの問題も改善されている

などの理由から、石けんと流水による手洗いよりもより実践的な方法として評価されており、現在では手指衛生のゴールドスタンダートとなっています。しかし、手指消毒剤には汚れを落とす洗浄作用はありません。そのため、手に目に見える汚れがある場合には洗浄作用がある石けんと流水による手洗いが必要です。

　なお、石けんと流水による手洗い後に擦式アルコール手指消毒剤による手指消毒を行うと手荒れの原因となることから、清潔／無菌操作の前や手術前手洗いなど特別な場面以外は、連続で実施する必要はありません。

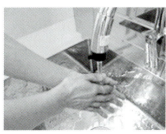
1 手指を流水で濡らす。

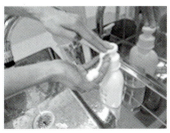
2 石けんを適量手の平に受け取る。

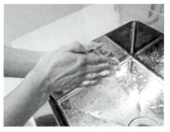
3 手の平を擦り合わせてよく泡立てる。

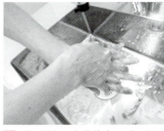
4 手の甲を、もう片方の手の平で洗う（両手）。

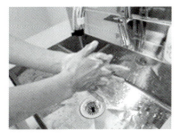
5 指を組んで両手の指の間を洗う。

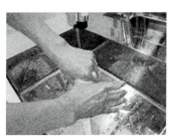
6 親指をもう片方の手で包むように洗う（両手）。

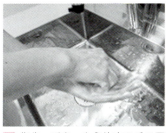
7 指先・爪を、もう片方の手の平で洗う（両手）。

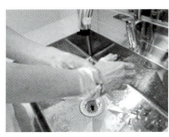
8 手首を洗う。

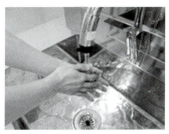
9 流水で洗い流す。

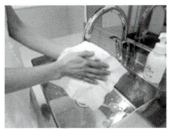
10 ペーパータオルで水気を拭き取る。

**図3** 石けんと流水による手洗いテクニックの一例

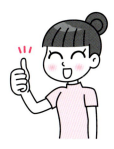

# 2 再生処理の基本

内山正子

臨床現場で再生処理する器材には、ノンクリティカル器材や体温計・血圧計など運用上の問題から臨床現場で処理せざるを得ない器材が挙げられる。臨床現場のスタッフが洗浄、消毒、乾燥の一連の作業を適切に行うためには、基本事項を理解する必要がある。

## A 洗浄

洗浄は、その後の消毒・滅菌効果に影響を与える。そのため、医療器材を再生処理する過程において、非常に重要な工程である。器材の形状や量、汚染状況に応じて洗浄方法を選択し、最大限の効果が発揮できるよう適切に行う必要がある。

### A-1 洗浄方法

#### ❶ 用手洗浄

用手洗浄は、洗浄剤とブラシやスポンジを用いたブラッシングにより器材に付着した汚れを物理的に取り除く方法である。使用するブラシやスポンジは、器材の大きさや形状などに合わせて適切なものを選ぶ。洗浄剤は医療器材用の中性あるいは弱アルカリ性酵素系洗浄剤を使用し、希釈調製が必要な場合はメーカー推奨濃度を遵守する必要があるが、原液使用の酵素系用手洗浄剤（図4）は希釈の手間がなく便利である。

用手洗浄は作業者が器材を直接取り扱うため、切創などを起こす危険性のほか、洗浄水が飛散して作業者や環境を汚染するリスクが高い。そのため、曝露防止のためのPPEを適切に使用するとともに、溜め水の中ですすぐなど水跳ねを最小限にする。また、作業者の技術により洗浄効果に個人差が出やすいため、施設ごとに統一した洗浄マニュアルを作成し、遵守することが重要である。

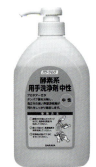

図4 原液使用の酵素系用手洗浄剤

### プチ追加情報！

**洗浄作業の手順書**

　用手洗浄は作業者の技術により洗浄効果に差が出やすい洗浄方法です。誰が洗浄しても同じように適切な洗浄ができるように、洗浄時に使用する用具やPPEも含め、器材の分解方法、洗浄剤の調製方法、使用する用具、ブラッシング手順など洗浄作業の手順書を作成して、スタッフ全員で共有することをお勧めします。

### 現場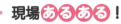！

**家庭用食器洗浄剤による洗浄**

　泡立ちを期待して医療器材の洗浄に家庭用食器洗浄剤が用いられることがありますが、家庭用食器洗浄剤が対象とする食器はガラス製や陶器が多く、主な汚れは油や食物残渣などのため、医療器材の洗浄には適しません。医療器材の多くはステンレスなどの金属製で、主な汚れは血液などのタンパク質であるため、防錆効果がある医療器材用酵素系洗浄剤の使用が適しています。つまり、家庭用食器洗浄剤と医療器材用洗浄剤では洗浄対象物が異なることから、洗浄剤の構成成分も異なります。家庭用食器洗浄剤で医療器材を洗浄することは洗浄不良やサビなどの原因となる可能性があります。

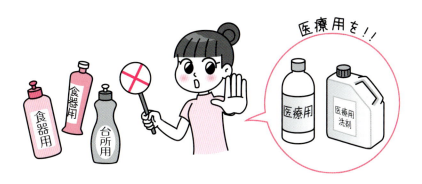

### ❷ 浸漬洗浄

　浸漬洗浄は、器材を洗浄剤などへ浸漬して汚れを分解、除去する方法である。洗浄剤は中性または弱アルカリ性酵素系洗浄剤を使用し、アルカリ性洗浄剤は適さない。分解できる器材は分解し、鉗子類のボックスロック部は開き（図5）、器材の一部が浮いたり管の中に空気が残らないよう完全に浸漬する。十分な効果を得るために、使用する洗浄剤の濃度、温度、浸漬時間（一般的には10〜20分間）をきちんと守ること、また、サビや熱ヤケ、医療事故防止のために浸漬後は十分すすぐことが重要である。洗浄液は毎日（最低1日1回）交換するが、洗浄液が濁ったり、沈殿物が多い時にはその都度交換する[2]。

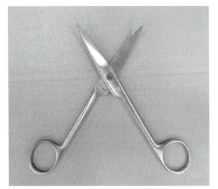

図5　ボックスロック部の開き方

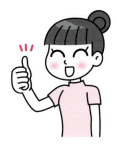

### ❸ 超音波洗浄

　超音波洗浄は、洗浄液を超音波によって振動させて器材表面に付着した汚れを剥がして洗浄する方法である。ブラシなどが届きにくい細かい部分の汚れを取り除くことが可能である。通常、材料部で実施される洗浄方法であるが、卓上の超音波洗浄機もあるため、臨床現場で簡易的に使用される場合もある。

　洗浄液は低起泡性の酵素系洗浄剤やアルカリ性洗浄剤を使用する。浸漬洗浄と同様に、分解できる器材は分解し、鉗子類のボックスロック部は開き、器材の一部が浮いたり管の中に空気が残らないよう完全に浸漬する。ゴム・プラスチック・シリコン製のマットやカバーなどは超音波の効果を減弱させるため、使用しないことが望ましい。また、器材を入れるバスケットは、目が細かいと超音波の効果が及ばないため、目の粗いものを使用する。洗浄液は毎日（最低1日1回）交換するが、洗浄液が濁ったり、沈殿物が多い時にはその都度交換する[2]。

## ❹ ウォッシャーディスインフェクター（Washer Disinfector：WD）

　WD は、洗浄剤による化学的作用と噴射口から出る洗浄水の水圧とシャワーリング効果により、器材に付着した汚染物を取り除く洗浄方法である。通常、予備洗浄から本洗浄、すすぎ、熱処理、乾燥の工程を自動で行うため作業者の安全性向上、労力削減、作業性の効率化などが期待できる。また、洗浄だけでなく熱水により消毒ができるなどのメリットがある。主に大型の WD は材料部で使用されるが、卓上の WD（図6）は、臨床現場で処理が必要な器材の洗浄にも使用が可能である。十分な効果を得るためには、洗浄水がすべての器材に及ぶようバスケットへの積載量は 50％程度とし、鉗子類のボックスロック部は開く、膿盆などは重ねない、カップは下向きに設置するなどの注意が必要である。

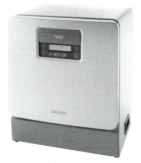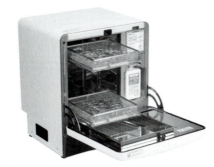

図6　**卓上のウォッシャーディスインフェクター**

## ❺ 家庭用食器洗浄機による洗浄

　家庭用食器洗浄機は、比較的安価であるが、熱水によるすすぎ工程が含まれるため、医療器材用の洗浄剤を使用すれば、一部の医療器材の処理に活用が可能であると報告されている[3]。ただし、医療機器として認可されておらず、ラックの形状が食器用となっているため、鋼製小物や複雑な構造の器材の洗浄は確実に行えない可能性がある。家庭用食器洗浄機を使用する場合は、食器と同じような形状の薬杯やガーグルベースンなどの器材の洗浄に留めるのが望ましい。

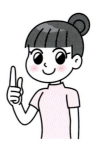

## A-2　洗浄用具の管理

　用手洗浄に使用するブラシやスポンジ、洗浄容器類は、使用後に洗浄し乾燥させる。ブラシの隙間やスポンジ内部は乾燥しにくく、濡れたままの状態では湿潤環境を好む微生物が繁殖しやすいため、乾燥が重要となる。また、ブラシやスポンジは汚染や劣化が認められたら交換する。洗浄頻度に応じてある程度の交換頻度を決めておくのも良いが、交換日前でも汚染や劣化が認められた場合は適宜交換する。特に器材の内腔を洗浄するブラシは毛先が広がったりつぶれたりしている場合には洗浄不良につながるため、使用前には毎回目視で劣化がないことを確認する（図7）。

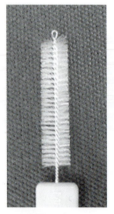
新品のブラシ

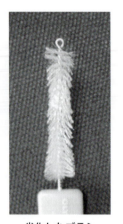
劣化したブラシ
毛先が広がったり、つぶれたりしている。

**図7　新品と劣化したブラシの毛先の違い**

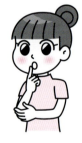

**プチ追加情報！**

　スポンジは乾きにくく、使用期限の管理も大変です。スポンジの代わりにディスポーザブルの不織布ガーゼを使用すれば、毎回清潔な洗浄ができ、面倒なスポンジの管理も不要です。

## B 消毒

　消毒には、物理的消毒と消毒薬を使用する化学的消毒がある。物理的消毒には熱水、紫外線などの方法があるが、医療現場においては熱水を用いるのが一般的である。熱水消毒や、広範囲の微生物に対して有効であり、80℃・10分間の熱水処理によって、高水準消毒と同レベルの効果が得られる。また、経済的で残留性がなく、環境にもやさしいなどの利点から、耐熱性の器材の消毒には熱水消毒を第一選択とする。そのため、器材の選定・購入の際には、耐熱性であるかどうかをひとつの基準とするとよい。

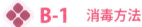

　材料部で滅菌する器材を臨床現場で消毒していませんか？　最終的にすべての微生物を殺滅する滅菌処理が行われる器材は、消毒の必要はありません。通常、滅菌処理は臨床現場では行わず、材料部で行われますので、消毒などの処理はせずに材料部に返却してください。ただでさえ忙しい看護業務です。無駄を省いて業務改善、消毒薬の無駄使いも無くして病院経営にも貢献しましょう。

### B-1　消毒方法

　消毒方法は、対象となる医療器材の形状や材質などに応じて、浸漬法、清拭法、還流法などを選択する[4]。

　浸漬法は、適当な容器で適切な濃度の調製した消毒薬に漬け込んで消毒する方法で最も一般的な方法である。器材の一部が浮いたり管の中に空気が残らないよう完全に浸漬し、消毒薬と十分接触させる。

　清拭法は消毒薬を含浸させたクロスやガーゼなどで器材表面を拭く方法で、浸漬できない器材や環境の消毒に用いられる。使用するクロスやガーゼは消毒成分が吸着しない素材のものが望ましい。

　還流法は管状など特殊な形状の器材の内腔に消毒薬を送り込んで消毒する方法であり、チューブ類などの消毒に用いられる。

### 現場あるある！

　浸漬法で消毒している際、器材がプカプカ浮いていることはありませんか？　器材のすべての面が消毒薬と接触していなければ消毒が不十分となってしまいます。軽くて浮いてしまう場合には落し蓋をする、気泡や空気溜まりができないよう静かにゆっくり浸漬させるようにしてください。

　清拭法においても器材表面に確実に消毒薬を接触させることが重要です。拭き残しがないように丁寧に清拭しましょう。最近では、消毒薬含浸クロスが製品化されており、非常に便利ですが、容器の蓋が開いたままでは消毒薬が揮発してしまいます。このような製品を使用している場合は、クロスを取り出したら蓋を閉める習慣を身に付けましょう。

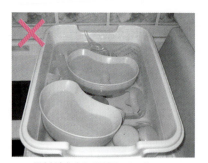
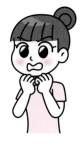

器材が完全に浸漬していない。

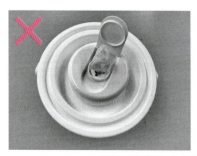
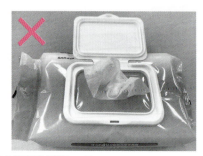

容器の蓋が開いたままの消毒薬含浸クロス。

**B-2　消毒効果に影響を及ぼす因子とその対策**

　消毒効果に影響を及ぼす因子として、濃度、温度、接触時間が挙げられる。一般的には、濃度が高いほど、温度が高いほど、接触時間が長いほど消毒効果は高くなるが、器材の材質に対する影響も高くなる。エタノールなど消毒薬によっては濃度が高すぎるとかえって効果が減弱する場合や、次亜塩素酸ナトリウムなどは温度が高すぎると分解が促進される場合もある。また、消毒薬の種類によって抗微生物スペクトルが異なり、同じ消毒薬であっても菌種によっては抵抗性を示すものも存在する。つまり、消毒の目的に応じて必要な消毒水準（p13参照）を判断するとともに、抗微生物スペクトルや消毒薬抵抗性（p24参照）の存在なども考慮して消毒薬を選択する。そして、正しい濃度、適切な温度（20〜25℃）のもとで、十分な接触時間を確保することが重要である。

　消毒薬の濃度、温度、接触時間以外にも、器材の構造（消毒薬との接触状態）や有機物の存在、希釈水中に存在する無機物なども消毒効果に影響を与える。構造が複雑で細い内腔がある器材などは、消毒液が十分に接触しない可能性があるため、内腔や隙間にいきわたらせる工夫も必要となる。有機物は消毒効果を減弱する可能性があるため、消毒前の洗浄は非常に重要である。希釈水に無機物が多く含まれる場合（硬水など）は沈殿が生じたり、消毒効果が減弱することがあるため、精製水を使用することが望ましい。

 **B-3　消毒薬の希釈法**

　消毒薬を希釈する際は、メスシリンダーや計量カップを使用して適切な量を量り取り、適切な濃度に調製する。希釈の際に必要な原液と希釈水の量は下記計算式により求めることができる。

必要な原液の量（mL）
　＝ 作りたい消毒液の量（mL）× 希釈後の濃度（％）÷ 原液の濃度（％）

必要な希釈水の量（mL）
　＝ 作りたい消毒液の量（mL）− 必要な原液の量（mL）

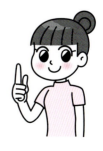

> **プチ追加情報！**
>
> **消毒薬調製時の留意事項**
>
> 　消毒薬を正確な濃度に調製するためには、計量器を用いて量ることが基本です。しかし、使用頻度の高い消毒薬の場合は希釈調製の作業が煩雑になるため、実務上はあらかじめ、必要な原液の量と希釈水の量を記載した紙を壁に貼っておいたり、希釈用の計量カップや浸漬用の容器に目印を付けておくと、いつでもだれでも間違わずに希釈できます。
>
> 　ただし、計量カップと同じように目盛りがあるからといって、注射器を使用することは厳禁です。注射器に準備した消毒薬と、患者体内に注入する薬剤との取り違えにより医療事故が発生した事例があるため[5]、絶対に行ってはいけません。

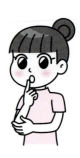

##  B-4　消毒薬の保管・廃棄

　消毒薬は化学的に不安定なものもあるため、熱や直射日光を避けて保管し、使用期限を過ぎた消毒薬は廃棄する。消毒薬の種類によっては冷所保存が必要な消毒薬もあり、添付文書で指定された保管方法を守る。保管温度について日本薬局方[6]では、標準温度は20℃、常温は15～25℃、室温は1～30℃、微温は30～40℃、冷所は1～15℃、冷蔵は1～4℃とされている。次亜塩素酸ナトリウムのように原液が1％以下の製剤は室温保存であるが、6％以上の製剤は冷所保存など、濃度によって保管方法が異なる場合もあるため、注意が必要である。

　消毒薬を廃棄する際は、排水処理設備の活性汚泥や環境に与える影響、排水基準などに配慮する必要がある。廃棄量が少ない場合は、大量の水を流しながら廃棄することで十分希釈される場合が多いが、排水基準を上回る場合には中和などの処理が必要となる。廃棄量が多い場合は専門業者に委託することが望ましい。

　消毒薬開封後の使用期限については、施設によって温度や室温などの保管環境、微生物汚染のリスクが一定でないため、製造メーカーでは設定されていない。開封後はできるだけ早く使い切ることが基本となるが、運用上は消毒薬ごとに開封後の微生物汚染のリスクな

どを考慮して施設で設定する。低水準消毒薬は微生物汚染を受けやすいため、取り扱い方法や使用期限について特に注意が必要であり、いずれの消毒薬であっても希釈後の消毒液は都度廃棄し長期保管してはならない。消毒薬開封時に消毒薬のボトルに開封日と使用期限を記載することで、開封後使用期限の管理が徹底できる。開封日のみの記載では、使用期限を過ぎても使用し続けてしまう可能性があるため、使用期限も記載しておく方が確実である。ただし、期限内であっても明らかに消毒液が汚染した場合には、使用せずに廃棄する。

### プチ追加情報！

**消毒薬はこんなときに汚染する！**

ボトル内の消毒薬が汚染する原因として、

❶ 汚染された器材や手指が消毒薬ボトルの蓋の内側や口に触れる
❷ 綿棒や綿球を直接消毒薬のボトル内に入れる
❸ 長時間蓋を開けておく

などが挙げられます。消毒薬を取り扱う際には、ボトル内を汚染させないよう注意しましょう。

### 現場あるある！

**消毒薬の「口切り」**

消毒薬を使用する際、消毒薬ボトルの蓋を開けて薬液を少し流して捨てる「口切り」を行っていませんか？　口切りはボトルの口の汚染を考慮して行われることがありますが、口が汚染しているような状況であれば中身も汚染していると考えられます。消毒薬ボトルの口は汚染されないように取り扱い、汚染された可能性のあるものは使用できません。

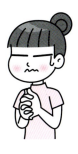

## C 乾燥

　乾燥した器材は微生物が付着しにくいが、乾燥不十分な場合には、緑膿菌やセラチア属菌などのグラム陰性桿菌が繁殖しやすくなるため、洗浄や消毒後の器材は、清潔に乾燥させることが重要である。洗浄後や消毒後の清潔な器材をシンクの上でつるしたり、シンクの脇で乾燥させると、ほかの使用済み器材の処理時に、湿性生体物質や洗浄液を含んだ水が飛散するため、不潔になる可能性がある（図8）。また、人通りが多い場所や床に近い場所などは埃が付着しやすい。洗浄後や消毒後の器材を乾燥させる場所は、人通りが少なく、埃や水しぶきなどが飛散しない清潔な場所が望ましい。

　乾燥方法としては、乾燥機を使用することが望ましく、卓上の食器用乾燥機（図9）も活用できる。短時間で乾燥が可能であり、カバーも付いているため清潔である。特にシャワーボトルや尿器などはその形状から乾燥しにくいため、乾燥機を使用した早期の乾燥ができれば望ましい。

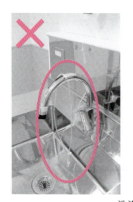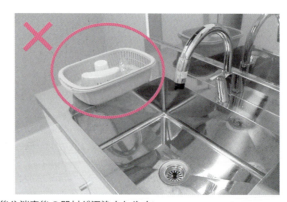

洗浄後や消毒後の器材が汚染されやすい。

**図8　不適切な器材の乾燥例**

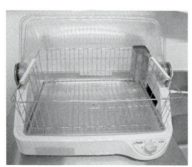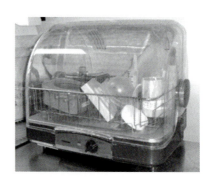

**図9　食器用乾燥機**

Part 3 臨床現場における再生処理

❷ 再生処理の基本

### 現場あるある！

**不適切な乾燥法**

　トレーやワゴンに敷いたタオルの上で、洗浄後や消毒後の器材を乾燥させていることはありませんか？　洗濯後のタオルであっても、細菌が付着しています。また、濡れたタオルは付着している細菌が繁殖してしまうため、その上に置いた器材は汚染されてしまいます。万が一、洗浄や消毒が不十分で汚染が残存した器材がタオルに置かれた場合は、同じタオルに置かれたほかの器材の汚染にもつながります。洗浄後や消毒後の器材を自然乾燥させる場合は、清潔に管理されたステンレス製もしくはプラスチック製の水切り籠の使用が適しています。

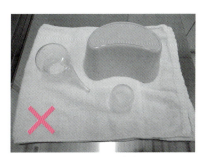

タオルの上での乾燥。

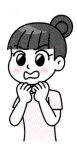

# 3 再生処理の実際

黒須一見

　医療現場では多種多様な器材が使用されている。医療器材の再生処理は、作業者の安全性や処理品質の向上の観点から、材料部などでの一元管理が望ましいが、洗浄・消毒レベルで使用可能な器材については運用面を考慮して、臨床現場での処理を選択することもあるのが実情である。本章では主に臨床現場で処理されることが多い器材の具体的な処理方法およびその基本的考え方について解説する。

## 本章の見方

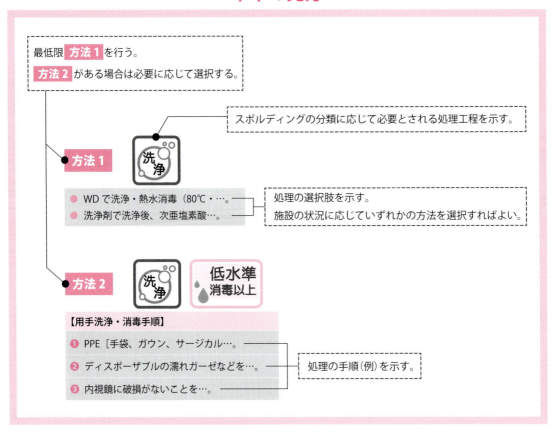

## A 差込便器・尿器、尿回収容器・陰部洗浄ボトル

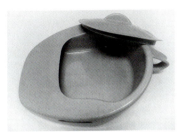
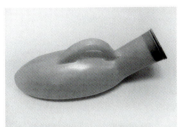
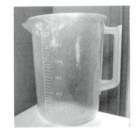
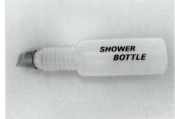

**方法 1**

- 洗浄剤で洗浄後、乾燥。
- BPW による熱水洗浄後、乾燥。

**方法 2**

- 洗浄剤で洗浄後、次亜塩素酸ナトリウム（0.01%・60 分以上／0.1%・30 分以上）に浸漬し、すすいで乾燥。
- 洗浄剤で洗浄後、両性界面活性剤（0.1%・30 分以上）に浸漬し、すすいで乾燥。

　差込便器・尿器、尿回収容器・陰部洗浄ボトルは、一般的に正常皮膚とのみ接触するため、ノンクリティカル器材であり洗浄後乾燥のみでも十分であるが、湿性生体物質で汚染されるため、必要に応じて消毒が必要となる。特に血液が混入している場合は、次亜塩素酸ナトリウムによる消毒が望ましい。

　ベッドパンウォッシャー（Bedpan Washer：BPW）が使用可能であれば、洗浄時の曝露が最小限となり、安全に処理できる。

　なお、これらの器材は患者ごとに別の容器を準備することが望ましい。接触予防策を実施している場合などでは、一時的に紙コップやディスポーザブルの製品で代用することも可能である。

## プチ追加情報！

### ベッドパンウォッシャー（BPW）とは

BPW は尿や便が入ったままの汚物容器（差込便器や尿器など）をセットするだけで、自動で洗浄と熱水処理を行う装置です。手作業での洗浄・消毒による交差汚染のリスクや作業者の労力削減につながることから、平成 18 年に発行された『改正医療法・感染症法を考慮した感染防止ガイドライン』においても差込便器や尿器の洗浄には BPW を使用することが勧められており、普及が進んでいます。

海外ではフラッシャーディスインフェクターとも呼ばれています。日本でも多くの BPW が販売されていますが、大きくは前開きタイプとトップローディングタイプの 2 タイプに分かれ、前開きタイプに比べてトップローディングタイプは庫内が広く見渡しやすい、設置スペース（奥行）を取らない、汚水流しとしても代用可能などのメリットがあります。

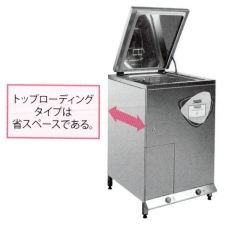

トップローディングタイプは省スペースである。

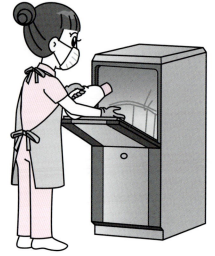

BPW を選定する際に考慮すべき点を以下に示します。

- 排泄物が入ったままセットできるか
- 開閉方法
  （手で開閉、センサー式、足踏み式）
  ＊手が触れないタイプが望ましい
- 設置スペース
- 一度に処理できる能力
- 表示パネルのわかりやすさ
  （プログラム、運転中の工程、庫内温度など）
- アクセサリや洗浄物の設置が容易であるか
- メーカーの教育体制やメンテナンス体制

なお、日本では BPW は雑品扱いですが、欧州では医療機器として扱われており、ISO15883-3：2009 で洗浄・消毒の要求事項、ISO/TS15883-5：2005 で洗浄評価方法が規定されています。

## B ガーグルベースン

**方法1**

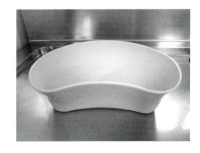

- 洗浄剤で洗浄後、乾燥。

**方法2**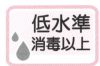

- WDで洗浄・熱水消毒（80℃・10分以上）および乾燥。
- 洗浄剤で洗浄後、次亜塩素酸ナトリウム（0.01%・60分以上／0.1%・30分以上）に浸漬し、すすいで乾燥。
- 洗浄剤で洗浄後、両性界面活性剤（0.1%・30分以上）に浸漬し、すすいで乾燥。

　ガーグルベースンは一般的に正常皮膚とのみ接触するため、ノンクリティカル器材であり洗浄後乾燥のみでも十分であるが、吐物処理や含嗽などの目的で使用するため、湿性生体物質で汚染されることが多く、必要に応じて消毒が必要となる。特に血液が混入している場合は、次亜塩素酸ナトリウムによる消毒が望ましい。

　ウォッシャーディスインフェクター（WD）が使用可能であれば、洗浄→熱水消毒→すすぎ→乾燥を自動で行え、かつ洗浄時の曝露が最小限となるため、便利で安全に処理できる。

　激しい汚染が予想される場合は、事前にナイロン袋で覆っておく方法や、ディスポーザブルの製品の使用も検討する。

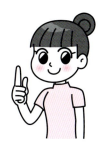

> **現場あるある！**
>
> **上部（口など）に使用する器材や鋼製小物などのBPWのよる処理**
>
> 　BPWで便器・尿器以外にガーグルベースン、コップなどを洗浄している施設があります。本来、BPWによる熱水洗浄は、素手で触れても問題ないレベルの洗浄が可能であり、理論上は問題ないということになりますが、これらの器材は清潔部位や上部（口など）に使用する器材であり、下部（陰部・肛門）に使用する器材と同じ洗浄機で洗浄することを生理的に受け付けないという職員もいます。また、患者の立場に立った場合、患者の生活の質（QOL）を考えた場合には分ける必要があるのではないかと思われます。
>
> 　また、BPWで使用済みの鉗子や鑷子などの鋼製小物や膿盆などを洗浄している施設も見受けられます。しかし、BPWは構造上、洗浄対象物が限られており、通常のWDと比較すると洗浄力は低く、また、蒸気による熱処理を行うために汚れが残存していると固化してしまい落ちなくなる可能性もあります。そのため、ISO15883-3：2009においてもBPWの鋼製小物などへの使用は禁止されています。BPWでの処理は便器や尿器など構造が単純な器材のみとし、そのほかの器材は通常のWDで処理することが勧められます。

## C 薬杯・吸い飲みなど

**方法1**

- 洗浄剤で洗浄後、乾燥。
- 食器洗浄機で洗浄および乾燥。

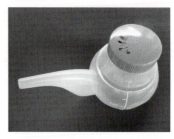

**方法2**

- WDで洗浄・熱水消毒（80℃・10分以上）および乾燥。
- 洗浄剤で洗浄後、次亜塩素酸ナトリウム（0.01%・60分以上／0.1%・30分以上）に浸漬し、すすいで乾燥。

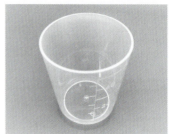

薬杯や吸い飲みは、本来は食器と同様の扱いのため、個人ごとに専用で使用するのであれば洗浄後乾燥のみで良い。不特定多数の患者に使用する場合は、消毒が必要となる。耐熱性であれば、食器洗浄機やWDを使用すると洗浄と乾燥が自動で行えるため便利である。

## D 経腸栄養の投与容器・チューブ

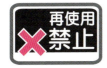

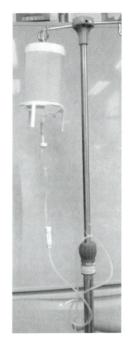

経腸栄養の投与容器やチューブの患者の粘膜と接触しない部分は、理論上ノンクリティカル器材であるが、チューブは内腔が細く、投与容器も構造上洗浄しにくい。また、多くが単回使用器材（Singl Use Device：SUD）の製品であり、再使用は禁止されている。

また、経腸栄養剤の微生物汚染の原因のひとつに投与容器やチューブの微生物汚染が挙げられている[7]。高濃度に微生物汚染を受けた経腸栄養剤は、胃腸障害、敗血症や肺炎などの原因となるため、このような点からも再使用は避けるべきである。

ヒトの腸管表面はムチンという粘液の層で覆われているため、腸管表面の栄養素や水分の吸収・排出といった重要な役目を担う腸管粘膜組織と細菌が直接触れることはないと考えられる。さらに、ムチンの表層には常在性の腸内細菌が叢を形成しているため、経腸栄養によって雑菌が運ばれたとしても、急性の胃腸障害などは発生しにくい。しかしながら、経腸栄養剤が高濃度に微生物汚染を受けた場合や、抗菌薬が長期投与されている患者、自己免疫力が低下している患者、腸内細菌叢の形成が芳しくない乳児などの場合は、感染症に至る可能性もあり、経腸栄養の投与容器・チューブは原則として単回使用が求められる。

病院の環境表面には、胃腸炎を惹起する微生物は少ないが、再使用の清拭用布製タオルは食中毒の原因となるセレウス菌によって濃厚に汚染されている[8]。このセレウス菌が清拭などのケアを通し、病院環境や医療従事者の手などを介して、経腸栄養の投与容器などが汚染される可能性も考えられる。このよう

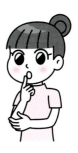

な観点からも、経腸栄養の投与容器・チューブは再使用しない方が、感染リスクを回避できると推察される。

ただ、単回使用とするには維持管理費用が問題となることが多々ある。しかし、ある報告では、消毒薬の価格や人件費などを考慮すると、SUD製品を導入した方が作業効率、経済効果の面で有用であるとしている[9]。単純な価格による比較でも再使用より単回使用に優位性があり、なおかつ、感染対策の視点からも単回使用が望まれるのであれば、経腸栄養の投与容器・チューブを再使用とする利点は見当たらない。

## E ネブライザー

**方法**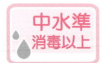

- WDで洗浄・熱水消毒（80℃・10分以上）および乾燥。
- 洗浄剤で洗浄後、次亜塩素酸ナトリウム（0.01%・60分以上／0.1%・30分以上）に浸漬し、すすいで乾燥。
- 洗浄剤で洗浄、すすぎ、乾燥後、滅菌。

\* 機器本体部分は第四級アンモニウム塩による清拭、または有機物を除去後、アルコールで清拭。

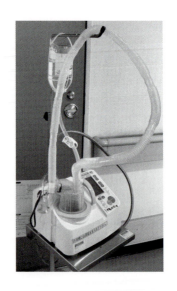

ネブライザーは使用目的により、ジェット式ネブライザーと超音波式ネブライザーに分類される。どちらも装置自体は粘膜には直接接触しないが、装置から発生するエアロゾル（飛沫）が呼吸器粘膜に触れるため、これらはセミクリティカル器材に分類され、高水準消毒または中水準消毒が必要となる。呼吸器系器材の消毒に薬液を使用する場合は、残留毒性の少ない次亜塩素酸ナトリウムを用いるのが一般的である。材料部で処理される施設においては運用・管理面を考慮して滅菌（材質により低温滅菌）する場合もある。

ジェット式ネブライザーは圧縮空気で薬液をエアロゾル化するため、感染対策上の問題は生じにくい。これに対し、超音波式ネブライザーは本体（作用槽）底部の超音波振動子の振動を利用して薬液をエアロゾル化する構造で、超音波式ネブライザーの本体に入れる水が微生物汚染を受けやすいため、24時間ごとの交換が必要である。同一患者に継続使用する場合でも同様である。

## F 酸素加湿器

方法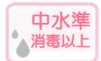

- WDで洗浄・熱水消毒（80℃・10分以上）および乾燥。
- 洗浄剤で洗浄後、次亜塩素酸ナトリウム（0.01%・60分以上／0.1%・30分以上）に浸漬し、すすいで乾燥。

＊ 金属部分はアルコールで清拭。

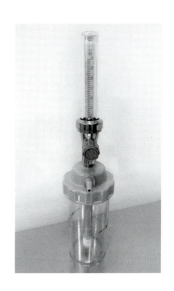

　酸素加湿器は装置から発生する水蒸気が呼吸器粘膜に触れるため、セミクリティカル器材に分類され、高水準消毒または中水準消毒が必要となる。同一患者に連続して使用している場合は、7日間ごとの洗浄・消毒で十分である。
　加湿に使用する水は蒸留水（注射用水）もしくは滅菌精製水を使用することが望ましく、近年は衛生面や水の管理面から酸素加湿用の閉鎖式専用ボトルが使用されることが多くなっている。

## G 気管用吸引チューブ・口鼻腔用吸引チューブ

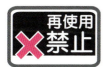

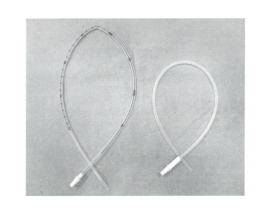

　気管用吸引チューブの微生物汚染は人工呼吸器関連肺炎（Ventilator-Asociated Pneumonia：VAP）の原因となる場合があることが報告されている[10]。また、気管チューブの内側に細菌のバイオフィルムが形成されると、細菌の潜在的な供給源ともなりかねない[11]。気管や気管支に微生物が入ると、粘膜の粘液産生細胞から分泌される粘液が微生物をキャッチし、線毛が粘液と異物を喉の方へ押し出

す。この働きによって、気管支などに微生物が侵入したとしても、多くは感染症に至らない。しかし、免疫力の低下や、侵入してくる微生物の量によっては感染症を発症する可能性がある。また、肺胞には線毛がなく、肺サーファクタントと呼ばれる呼吸を助ける界面活性物質で覆われているだけで、微生物が直接的に肺胞と接触してしまい、感染のリスクとなりやすい。このように、気管用吸引チューブは感染症を惹起しやすい医療器具であり、SUDを再使用することは問題であり、単回使用しなければならない。

　気管用吸引チューブに比べ、口鼻腔用吸引チューブは感染リスクが低く、これまでに口鼻腔用吸引チューブが原因となり感染症に至った報告は見当たらない。口鼻腔用吸引チューブが感染源となりにくい理由としては、元来常在菌が存在する部位であり、口鼻腔用吸引チューブから微生物が侵入したとしても、胃に到達すると胃酸によって微生物は死滅する可能性が高いことが考えられる。しかしながら、抵抗力の弱い高齢者や重症患者、術後患者、新生児集中治療室（NICU）に入院しているような児などでは、胃酸の分泌が弱かったり、口鼻の粘膜が正常でなかったりすることがあるため、口腔鼻腔用吸引チューブも感染源になり得る可能性がある。また、再使用を繰り返すことによるバイオフィルム形成、チューブの材質変性による不具合の可能性もあるため、やはり再使用は避けるべきである。

## H 吸引瓶

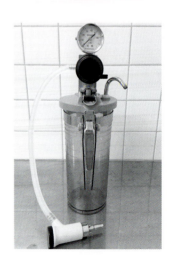

**方法1**
- 洗浄剤で洗浄後、乾燥。
- BPWによる熱水洗浄後、乾燥。

**方法2**
- WDで洗浄・熱水消毒（80℃・10分以上）および乾燥。
- 洗浄剤で洗浄後、次亜塩素酸ナトリウム（0.01%・60分以上／0.1%・30分以上）に浸漬し、すすいで乾燥。

陰圧で喀痰を吸引するという構造から、吸引瓶はノンクリティカル器材であり、基本的には洗浄後乾燥のみでも良いが、湿性生体物質で汚染され、特に血液が混入することも多いため、次亜塩素酸ナトリウムによる消毒が望ましい。吸引物が逆流して汚染する可能性があるランニングチューブ接続部やコネクターも、確実に洗浄・消毒・乾燥を行う必要がある。近年はディスポーザブル製品も販売されているため、必要に応じて導入を検討するのも良い。

## 1 エアマットレス

**方法**  低水準消毒以上

- カバーが洗浄できない場合：
  低水準消毒薬（0.1〜0.2％両性界面活性剤など）やアルコールで清拭。
- カバーが洗浄できる場合：
  熱水洗濯後、乾燥。

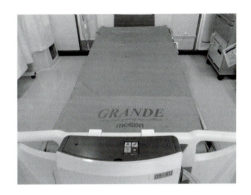

　エアマットレス使用時は清潔なシーツなどで覆うため、患者の皮膚が直接接触することはない。ノンクリティカル器材に該当するが、長期に渡って使用することが多く、体圧分散性能が良く身体への密着度が高いため、発汗などにより湿った空気が寝床内部に溜まることで蒸れた状態となりやすい。また、失禁などで汚染される可能性もある。そのため、防水カバーなどを使用することで、内部への汚染を防止することが可能である。ただし、カバーを使用する場合には、カバーは汚染された際、あるいは患者ごとに洗浄・消毒するなどの管理が求められる。なお、汚染する可能性の高い患者に使用する場合は、あらかじめ水分非透過性のシーツを敷いておくなどの方法もある。

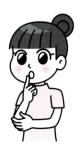

## J 耳鼻咽喉科軟性内視鏡

方法

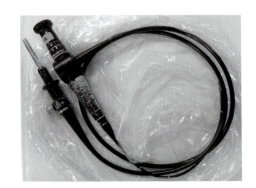

【用手洗浄・消毒手順】

1. PPE［手袋、ガウン、サージカルマスク、ゴーグル（フェイスシールド）］を着用する。
2. ディスポーザブルの濡れガーゼなどを用いて内視鏡に付いた残留物を取り除く。
3. 内視鏡に破損がないことを確認し、漏水テストを行う。
4. 酵素系洗浄剤を用いてスポンジで洗浄し、十分すすぐ。
5. 高水準消毒薬（過酢酸、フタラールなど）に浸漬し、内視鏡と消毒薬を十分接触させる。消毒薬の濃度・時間は添付文書に従う。
6. 手袋を外し、手指衛生を行った後、新しく清潔な手袋を着用する。
7. 大量の水道水または滅菌水で消毒薬を十分にすすぐ。
8. ディスポーザブルのタオルなどで外表面の水分を拭き取り、アルコール綿などで清拭して乾燥を促進させる。
9. 専用の収納棚またはケースに保存する。
10. PPEを外し、手指衛生を行う。

　耳鼻咽喉科の日常外来診療における軟性内視鏡には、主にチャンネルのない観察用とチャンネルのある処置用の二種類がある。どちらも自動洗浄消毒装置による処理が理想であるが、観察用の内視鏡は通常診療で次々に使用されるため、洗浄・消毒に要する時間を確保することが容易ではなく、患者に挿入する部分のみ洗浄・消毒する方法が広く行われている。しかし、持ち手部分が汚染されていたとの報告もあることから[12]、感染予防策の均一化をはかるため、洗浄・消毒の際には少なくとも内視鏡の操作部・コネクター部を含むすべてを浸漬することが望ましい。また、チャンネルのある処置用の内視鏡については、チャンネル内の洗浄・消毒・すすぎが不十分になりやすいため、自動洗浄消毒装置を用いることが望ましい。

# K 経食道心エコー用プローブ

方法

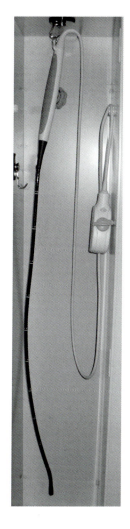

**【用手洗浄・消毒手順】**

① PPE［手袋、ガウン、サージカルマスク、ゴーグル（フェイスシールド）］を着用する。

② ディスポーザブルの濡れガーゼなどを用いてプローブに付いた残留物を完全に取り除く。

③ プローブに破損がないことを確認する。

④ 酵素系洗浄剤を用いて洗浄する。

⑤ ペーパータオルで乾燥させる。

⑥ 高水準消毒薬（過酢酸、フタラールなど）に浸漬し、プローブと消毒薬を十分接触させる。使用可能な消毒薬は取扱説明書を参照し、消毒薬の濃度・時間は添付文書に従う。

⑦ 手袋を外し、手指衛生を行った後、新しく清潔な手袋を着用する。

⑧ 大量の水道水または滅菌水で消毒薬を十分にすすぐ。
　＊フタラールに1時間を超えて浸漬した場合は、プローブへの薬剤残留を防ぐために、よく水洗いした後に水に十分な時間（1時間以上を推奨）浸漬させる。

⑨ ディスポーザブルのタオルなどで外表面の水分を十分に拭き取り乾燥させる。

⑩ 専用の収納棚またはケースに保存する。

⑪ PPEを外し、手指衛生を行う。

　経食道心エコー用プローブは食道粘膜に触れるため、セミクリティカル器材であり、高水準消毒が必要である。日本においては専用の自動洗浄消毒装置は未発売のため、用手による洗浄・消毒をせざるを得ないが、プローブに残留したフタラールが舌、咽頭、食道粘膜に暗緑～黒の着色をきたし、粘膜損傷の可能性が指摘されており、消毒薬は十分にすすぐよう日本周術期経食道心エコー認定委員会より注意喚起されている[13]。また、洗浄しにくいチャンネルはないが、表面のキズに入り込んだ汚染が原因で多剤耐性緑膿菌がアウトブレイクした事例が報告されており[14]、管理の徹底が求められる。プローブの破損を最小限にするため、滅菌プローブカバーの装着が推奨される。

## L 人工呼吸器［非侵襲的陽圧換気（NPPV）］

**方法**

- 分解できるものは分解して洗浄剤で洗浄後、次亜塩素酸ナトリウム（0.01%・60分以上／0.1%・30分以上）に浸漬し、すすいで乾燥。
- 洗浄剤で洗浄、すすぎ、乾燥後、滅菌。

＊ 機器本体は医療（ME）機器のため、メーカーの指示に従い、第四級アンモニウム塩などで清拭。操作パネルは高頻度接触表面のため、定期的に清拭。

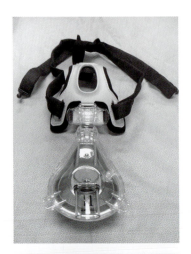

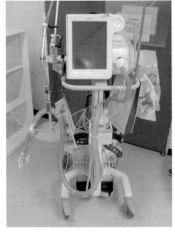

　非侵襲的陽圧換気（Non-Invasive Positive Pressure Ventilation：NPPV）は気管挿管や気管切開をせず、マスクの装着だけで呼吸を補助する人工呼吸器である。VAPなどの合併症を回避することができ、使用が簡便などの理由から、近年では介護または長期療養施設や在宅療養を視野に入れた導入が増加傾向にある。機器の構成部品のうち、マスク、蛇管、加湿器などは呼吸器系に使用するため、セミクリティカル器材としての取り扱いが必要である。24時間使用している場合は、交換用の機器（スペア）を準備し交換のタイミングを決めておく。

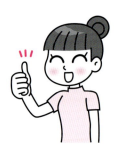

> 現場あるある！

**自宅から持ち込まれた物品の考え方**

　医療現場では、費用削減のために『医療器材でない物品』を使用する場面を見かけます。特に看護師は、創意工夫の精神にあふれているため、上手に見付けてきます。そして、その製品の洗浄方法や消毒方法を感染管理担当者や材料部の担当者に相談したりします。今ではあまり見かけなくなりましたが、その昔、気管切開をしている患者の気切チューブの上に茶こしを置き、その上に濡れガーゼを当てている場面がありました。乾燥防止という目的であったと思われます。最近では人工鼻を使用することで乾燥防止に対応できていますが、この茶こしの管理をどのようにするのか相談を受け、悩んだという人も多かったようです。

　また、最近では、自宅などで胃瘻からの半固形化栄養剤短時間注入法に使用する加圧バッグの代用として、空のポンプボトルに栄養剤を入れて注入することもあるようで、病院に入院された折に持ち込まれ、洗浄方法などの質問を受けたことがあります。

　病院などで医療器材でない製品を使用し、不具合が発生した場合、問題となることが予測されます。確かに安価で便利な素材ではありますが、少なくとも診療報酬を得ている病院では、患者に使用する物品は安全性を最優先に考え、医療器材を選択しましょう。

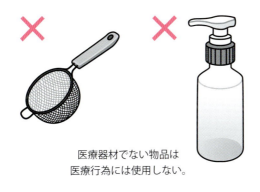

医療器材でない物品は
医療行為には使用しない。

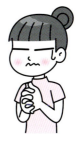

# 4 再生処理環境の整備

内山正子

## A 医療器材を再生処理する環境

　臨床現場において医療器材を再生処理する環境は、清潔区域と不潔区域のゾーニングおよび作業者の曝露防止という2つの観点から整備が必要である。

　清潔区域と不潔区域のゾーニングとしては、一時的に使用済み器材を置く場所や洗浄を行う区域（不潔区域）などと、清潔な器材を保管する場所や輸液調製スペース（清潔区域）は区別し、特に清潔区域に洗浄時の水が飛散しないよう十分な距離を保つ。距離を離すことが難しい場合は、衝立などを活用すれば飛散を防止できる。また、洗浄や消毒後の器材を乾燥させるスペースも、湿気や埃などを避けられる清潔な場所であることが望ましい。

　医療器材を洗浄するシンクは、器材処理専用とし、水跳ねしないよう深めで、シンク自体も洗浄しやすいよう凹凸がないものがよい（図10）。水栓は自動水栓で、水しぶきが飛散しない程度の水圧とする。シンク周りは濡れているとカビや細菌が繁殖しやすいので、作業後はシンクを洗浄し乾燥させ、清潔を維持する。床はもちろんであるが、シンク周辺の壁も水や洗浄液、体液などが飛散しやすいので、ステンレスやビニル系など清拭可能で乾燥を維持できる素材にすると管理しやすい。

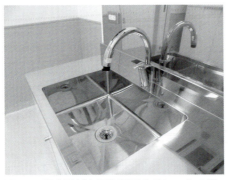

**図10　医療器材を再生処理するシンクの例**

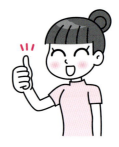

作業者の曝露防止の観点からは、処理に携わるスタッフ以外が血液や体液、洗浄液や消毒薬に曝露しないよう、そして処理後の器材が埃などで汚染しないよう、人通りを制限できる場所が望ましい。また、洗浄処理スペースの入り口付近に、いつでも着用・交換できるように個人防護具（Personal Protective Equipment：PPE）を設置するとよい。

洗浄後の器材を置く水切り籠や洗浄・浸漬消毒用の容器など、洗浄や消毒時に使用する物品類は、使用後に洗浄し乾燥させ、次に使用するまで埃がかからないような棚に伏せて保管しておく。食器用乾燥機の活用（p108 参照）の際には、水受けに水分が残っていると微生物が繁殖しやすいため、水受けの水は適宜捨てて乾燥させる。また、清潔な器材の管理のために、中の籠を含め本体を丸洗いできる製品の選択が望まれる。

## B 汚物処理室の環境

多くの施設において、汚物処理室は以下のような用途で使用されている。

❶ 使用後の差込便器・尿器などの洗浄・消毒を行う。
❷ 排泄物やドレナージの排液を捨てる。
❸ 紙おむつや排泄物が付着したものを廃棄する。
❹ 材料部で洗浄・滅菌する使用済み器材を一時保管する。
❺ 洗浄・消毒後の差込便器・尿器などを保管する。

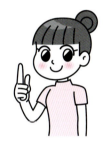

以上のような用途から、汚物処理室は排泄物や体液によって汚染されやすく、かつ、清潔な器材と汚染した器材とが交差しやすい場所であると言える。また、作業者も排泄物や体液の曝露を受けやすい。そのため、清潔区域と不潔区域のゾーニングが重要となる。一般的に汚物処理室は狭い施設が多いため工夫が必要である（図 11）。また、汚染物に患者が曝露しないよう、患者の入室は制限する必要がある（図 12）。そして、差込便器・尿器などの確実な洗浄・消毒および作業者の曝露防止、効率性の観点から、ベッドパンウォッシャー（BPW）の設置が望ましい。

汚物処理室で洗浄・消毒などを行う作業者は、曝露防止のために PPE を着用する。PPE については、使用後の差込便器・尿器を取り扱った手袋のまま、洗浄・消毒後の器材に触れたりしないよう注意が必要である。例えば、BPW に使用後の差込便器を投入しようとしたときに、中に洗浄・消毒後の差込便器が入っていた場合、使用後の差込便器に触れていた手袋のまま、清潔な差込便器に触れるようなことは、決して行ってはならない。その

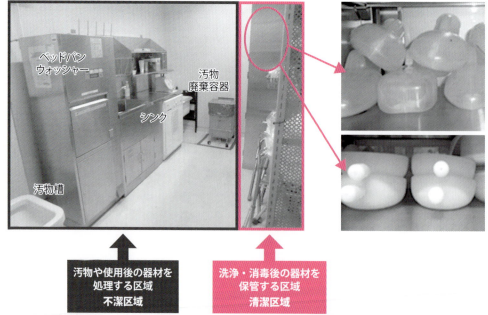

図11 汚物処理室のゾーニング例

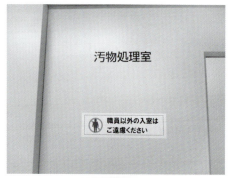

図12 汚物処理室の表示

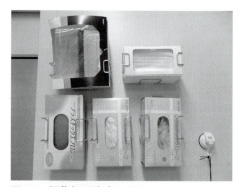

図13 汚物処理室内のPPE

ため、適切にPPEを交換できるように、汚物処理室内にはPPEを設置すること（図13）と、スタッフ教育が重要である。汚物処理室で何らかの作業をしたときには、汚物処理室を出る前に着用していたPPEを外し、排泄物や体液による手指の汚染を考慮し、石けんと流水による手洗いを行ってから退室する。汚物処理室に手洗い用のシンクがない場合は、一度擦式アルコール手指消毒剤で消毒して退室した後、手洗い用のシンクがある場所で、石けんと流水による手洗いを行うとよい。

　汚物処理室は、臭いがこもりやすく、交差汚染しやすい場所であることを考慮し、少なくとも1日1回は清掃し、換気は常時行う。特に汚物槽やシンクおよびそれらの周辺は、排泄物や体液などが飛散しやすく、微生物によって汚染されやすいため除去と乾燥に努める。

## プチ追加情報！

**汚物槽の飛散防止対策**

多くの汚物処理室には汚物槽が設置されていますが、汚物槽は臭い防止のために水が張られています。ここに便や尿、排液などの汚物を流し入れると必ずと言ってよいほど、水や汚物が飛び散り、交差汚染の原因となります。

汚物槽からの飛び散りを防止するため、アクリル板などで作った飛散防止板を汚物槽に設置するなどの工夫をしている施設があり、非常に参考になります。また、最近は水や汚物が飛び散らないよう配慮して設計された汚物流しや汚物流し機能を兼ね備えたBPWも販売されています。

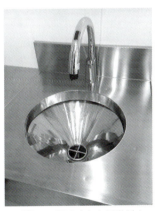

飛び散りに配慮された汚物流し。

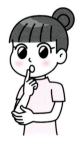

## 参考文献

1) Siegel JD, Rhinehart E, Jakson M et al；Healthcare Infection Control Practices Advisory Comittee：2007 Guideline for Isolation Precautions：Preventing Transmission of Infectious Agents in Healthcare Settings, CDC http://www.cdc.gov/hicpac/pdf/isolation/Isolation2007.pdf
2) 島崎　豊，吉田葉子：医療器材の洗浄から滅菌まで，ヴァンメディカル，東京，2013
3) 神明朱美，小林寛伊，梶浦　工：病棟における再使用医用器材の小型食器洗浄機による処理．Journal of Healthcare-associated Infection 5（2）：35-38，2012
4) 小林寛伊編：新版　増補版　消毒と滅菌のガイドライン，へるす出版，東京，2015
5) 都立病産院医療事故予防対策推進委員会：都立広尾病院の医療事故に関する報告書―検証と提言―．平成11年8月
6) 厚生労働省：平成28年3月7日　第十七改正日本薬局方（厚生労働省告示第64号）http://www.mhlw.go.jp/file/06-Seisakujouhou-11120000-Iyakushokuhinkyoku/JP17.pdf
7) Oie S, Kamiya A：Comparison of microbial contamination of enteral feeding solution between repeated use of administration sets after washing with water and after washing followed by disinfection. J Hosp Infect 48（4）：304-307, 2001
8) Dohmae S1, Okubo T, Higuchi W et al：*Bacillus cereus* nosocomial infection from reused towels in Japan. J Hosp Infect 69（4）：361-367, 2008
9) 須川明子，宮下　実，曽根あずさほか：ディスポーザブルバッグによる経腸栄養剤投与の有用性の検討　第一報―作業効率と経済効果の検討―．日栄養士会誌 54（6）：411-418，2011
10) Niederman MS：The clinical diagnosis of ventilator-associated pneumonia. Respir Care 50（6）：788-796, 2005
11) Adair CG, Gorman SP, Feron BM et al：Implications of endotracheal tube biofilm for ventilator-associated pneumonia. Intensive Care Med 25（10）：1072-1076, 1999
12) 鈴木正志：耳鼻咽喉科実地診療における感染対策．日耳鼻 119（5）：696-700，2016
13) 日本周術期経食道心エコー認定委員会（JB-POT）：TEEプローブの消毒法についてのお知らせ，平成15年12月16日 http://www.jb-pot.com/archive/1
14) Seki M, Machida H, Yamagishi Y et al：Nosocomial outbreak of multidrug-resistant *Pseudomonas aeruginosa* caused by damaged transesophageal echocardiogram probe used in cardiovascular surgical operations. J Infect Chemother 19（4）：677-681, 2013

# 索 引

## ●あ
アデノシン三リン酸…18
アミラーゼ…22
アルカリ性洗浄剤…21
アルキルジアミノエチルグリシン塩酸塩…30

## ●い
イソプロパノール…29
一元化…38、39
一次洗浄…38
一般廃棄物…84
医薬品医療機器等法…23
陰部洗浄ボトル…111

## ●う
ウィンドウ・ピリオド…90
ウォッシャーディスインフェクター…101

## ●え
エアマットレス…119
エタノール…29
エンベロープ…25

## ●お
オートクレーブ…34
汚物処理室…125

## ●か
化学的インジケータ…53、54
化学的滅菌…36
ガーグルベースン…113
過酢酸…27、34、36、37
　　―含有過酸化水素…33、37
過酸化水素…33
　　―ガス低温滅菌…34、37
　　―低温ガスプラズマ滅菌…33、34、37
家庭用食器洗浄機…101
家庭用食器洗浄剤…99
芽胞…14
　　―形成菌…14
感染性廃棄物…82、83、84、85
乾燥…108
乾熱滅菌…34

## ●き
気管用吸引チューブ…117
吸引瓶…118
救急カート…66

## ●く
口切り…107
クリティカル…13
　　―器材…14
グルタラール…26、34、36
クロルヘキシジングルコン酸塩…30

## ●け
経食道心エコー用プローブ…26、121
経腸栄養のチューブ…115
経腸栄養の投与容器…115

## ●こ
高圧蒸気滅菌…33、34
高水準消毒薬…18、24、26
酵素系洗浄剤…79、80
口鼻腔用吸引チューブ…117
個人防護具…77

## ●さ
再使用可能器材…10
再製造…11、12
材料部…38、39、41
差込便器…111
酸化エチレンガス滅菌…33、34
産業廃棄物…84
酸性洗浄剤…22
酸素加湿器…117

## ●し
次亜塩素酸ナトリウム…28、36
時間依存型無菌性維持…42、49
事象依存型無菌性維持…42、49
持針器…81
耳鼻咽喉科軟性内視鏡…120
弱アルカリ性酵素系洗浄剤…22
重力加圧脱気式高圧蒸気滅菌器…36
手指衛生…59、96
手指消毒…59、96

129

消毒…24、103
職業感染…80
シンク…124
真空脱気式高圧蒸気滅菌器…36
人工呼吸器…122
浸漬洗浄…100

●す
吸い飲み…114
すすぎ…31
スポルディングの分類…13

●せ
清潔区域…73
清潔／無菌操作…73
生物学的インジケータ…53
セミクリティカル…13
　―器材…15
セルラーゼ…22
洗浄…20

●そ
ゾーニング…125、126

●た
第四級アンモニウム塩…30
単回使用器材…10、11

●ち
中央化…39
中央材料室…38
中央滅菌供給部門…38、39、41
中材…38
中水準消毒薬…24、28
中性酵素系洗浄剤…22
中毒性前眼部症候群…31
超音波洗浄…100

●て
手洗い…96、97
低温蒸気ホルムアルデヒド滅菌…34
低温滅菌法…33
低水準消毒薬…24、29
定数管理…62
ディスポーザブル器材…10

●な
軟性内視鏡…17

●に
二次元シンボル…43
尿回収容器…111
尿器…111

●ね
ネブライザー…116

●の
ノンクリティカル…13
　―器材…16

●は
バイオハザードマーク…82、83

●ひ
非侵襲的陽圧換気…122
標準予防策…90、91

●ふ
フタラール…26、31、36
物理的インジケータ…53
フラッシャーディスインフェクター…112
プロテアーゼ…22

●へ
ベッドパンウォッシャー…112
ベンザルコニウム塩化物…30
ベンゼトニウム塩化物…30

●ほ
包交車…62
保管…57、58
ポビドンヨード…29

●め
滅菌…24、31、32
　―材料室…38
　―バッグ…68、70
　―保証水準…31、32

●や
薬杯…114
薬機法…23

●ゆ
有効期限…49、50、51

## 索 引

● よ
用手洗浄…98
予備洗浄用スプレー剤…79

● り
リパーゼ…22
両性界面活性剤…30

● ろ
ろ過滅菌…34

● A
ATP…18

● B
BI…53

● C
CDC…85、90
CI…53、54
CSSD…38

● E
EOG…33
　　―滅菌…34
ERSM…42、49、50

● I
IC タグ…43

● L
LTSF 滅菌…34

● N
NPPV…122

● P
pH…21
PPE…77、91

● S
SAL…31、32
SUD…10、11、12、51

● T
TASS…31
TEE…26
TRSM…42、49、50

● W
WD…101

**看護における 医療器材の取り扱いガイドブック**
～器材の再生処理・使用・保管管理～

2018年6月1日　発行

定価（本体 2,800 円＋税）

編　者　小野和代
発行者　伊藤秀夫

発行所　株式会社 ヴァン メディカル

〒 101-0051　東京都千代田区神田神保町 2-40-7　友輪ビル
TEL 03-5276-6521　FAX 03-5276-6525
振替 00190-2-170643

ⓒ 2018　Printed in Japan

印刷・製本　三報社印刷株式会社
ISBN978-4-86092-131-6 C3047　　　　　　　乱丁・落丁の場合はおとりかえします。

・本書に掲載する著作物の複製権・翻訳権・上映権・譲渡権・公衆送信権（送信可能化権を含む）は株式会社 ヴァン メディカルが保有します。

・ JCOPY ＜（社）出版者著作権管理機構　委託出版物＞

・本書の無断複製は著作権法上での例外を除き禁じられています。複製される場合は，そのつど事前に，（社）出版者著作権管理機構（電話 03-3513-6969, FAX 03-3513-6979，e-mail：info@jcopy.or.jp）の許諾を得てください。